これからの病院経営を担う人材
医療経営士テキスト

医療事故と
クライシスマネジメント

基本概念の理解から
危機的状況の打開まで

上級

安川文朗 編著

8

日本医療企画

『医療経営士テキストシリーズ』刊行に当たって

「医療経営士」が今、なぜ必要か？

　マネジメントとは一般に「個人が単独では成し得ない結果を達成するために他人の活動を調整する行動」であると定義される。病院にマネジメントがないということは、「コンサートマスターのいないオーケストラ」、「参謀のいない軍隊」のようなものである。
　わが国の医療機関は、収入の大半を保険診療で得ているため、経営層はどうしても「診療報酬をいかに算定するか」「制度改革の行方はどうなるのか」という面に関心が向いてしまうのは仕方ない。しかし現在、わが国の医療機関に求められているのは「医療の質の向上と効率化の同時達成」だ。この二律相反するテーマを解決するには、医療と経営の質の両面を理解した上で病院全体をマネジメントしていくことが求められる。
　医療経営の分野においては近年、医療マーケティングやバランスト・スコアカード、リエンジニアリング、ペイ・フォー・パフォーマンスといった経営手法が脚光を浴びてきたが、実際の現場に根づいているかといえば、必ずしもそうではない。その大きな原因は、医療経営に携わる職員がマネジメントの基礎となる知識を持ち合わせていないことだ。
　病院マネジメントは、実践科学である。しかし、その理論や手法に関する学問体系の整備は遅れていたため、病院関係者が実践に則した形で学ぶことができる環境がほとんどなかったのも事実である。
　そこで、こうした病院マネジメントを実践的かつ体系的に学べるテキストブックとして期待されるのが、本『医療経営士テキストシリーズ』である。目指すは、病院経営に必要な知識を持ち、病院全体をマネジメントしていける「人財」の養成だ。
　なお、本シリーズの特徴は、初級・中級・上級の３級編になっていること。初級編では、初学者に不可欠な医療制度や行政の仕組みから倫理まで一定の基礎を学ぶことができる。また、中級編では、医療マーケティングや経営戦略、組織改革、財務・会計、物品管理、医療ＩＴ、チーム力、リーダーシップなど、「ヒト・モノ・カネ・情報」の側面からマネジメントに必要な知識が整理できる。そして上級編では、各種マネジメントツールの活用から保険外事業まで病院トップや経営参謀を務めるスタッフに必須となる事案を網羅している。段階を踏みながら、必要な知識を体系的に学べるように構成されている点がポイントだ。

テキストの編著は病院経営の第一線で活躍している精鋭の方々である。そのため、内容はすべて実践に資するものになっている。病院マネジメントを体系的にマスターしていくために、初級編から入り、ステップアップしていただきたい。

　病院マネジメントは知見が蓄積されていくにつれ、日々進歩していく科学であるため、テキストブックを利用した独学だけではすべてをフォローできない面もあるだろう。そのためテキストブックは改訂やラインアップを増やすなど、日々進化させていく予定だ。また、執筆者と履修者が集まって、双方向のコミュニケーションを行える検討会や研究会といった「場」を設置していくことも視野に入れている。

　本シリーズが病院事務職はもとより、ミドルマネジャー、トップマネジャーの方々に使っていただき、そこで得た知見を現場で実践していただければ幸いである。そうすることで一人でも多くの病院経営を担う「人財」が育ち、その結果、医療機関の経営の質、日本の医療全体の質が高まることを切に願っている。

『医療経営士テキストシリーズ』総監修
川渕　孝一

はじめに

本書の目的

　今日ほど医療の安全性について高い関心と厳しい監視の目が注がれている時代はない。現代医療は、高度な医学技術とIT化など医療のシステム化、効率化を基盤として、非常に専門分化した複雑な構造から成り立っている。また、少子高齢時代を迎えて、医療制度を支える財源が縮小し、医療機関は厳しい経営環境の中、先の見えない状況に直面している。このように医療を取り巻く環境が厳しさと不確実性を増す中で、安全で質の高いサービスを提供することは決して容易ではない。つまり、単に医師が医療ミスを起こさないよう注意したり、未然にエラーを警告するといったITシステムを構築するだけでは、国民が期待する一方で、医療従事者が安心して働ける安全な医療は実現しないと考えるべきである。

　与えられた財源や医療制度のもとで、複雑な人、モノ、システムを上手に活用し、その能力を効果的に引き出しながら、医療組織全体として質の高い、安全な医療を提供するためには、医療機関が安全性を脅かす「リスク」を適切に回避できる高度な仕掛けを作る必要がある。これが、医療機関に高度なリスクマネジメントが求められるゆえんである。

　本テキストは、医療機関をマネジメントする立場にある事務系担当者が対象となる。その目的は、「問題解決的思考」で理解して取り組めるよう、医療機関が直面するリスクとそれを管理する方法のヒントを、実例を含めて具体的にわかりやすく提示することである。

本書の構成

　前途の目的を達成するために、本テキストは医療安全や医療のリスクマネジメントに関する基本的概念を網羅的に解説するのではなく、現実の医療機関経営にとって重要でイメージを抱きやすく、かつ類書が従来あまり触れていないトピックも加えた、以下の5章の内容によって構成されている。

第1章　リスクに関する言葉の意味、及び医療機関が直面するリスクの諸相についての理解を進める。

第2章　リスク管理（リスクマネジメント）と危機管理（クライシスマネジメント）を比較検討しながら、医療機関が直面する「リスク」と「危機」の違い、マネジメントにおける目的や役割の違いを明示する。

第3章　大学病院を例に、医療機関の医療安全担当者が実際に医療機関の安全システムをどうとらえ、どこに力点を置いてマネジメントを構築しているかを具体的に知る。

第4章　医療リスクマネジメントにおけるグローバル・スタンダードとしてのISO基準とその意味について理解する。

第5章　精神科病院におけるリスクマネジメントの問題を取り上げることで、より広範で現実的な医療安全の問題に目を向ける。

　第1章のリスクの諸相とは、医療機関が関わるであろう様々な危機的状況のことで、直面する状況がどのような性質のリスクなのか知ることは、リスクマネジメントを実践する場合、極めて重要である。また第2章では、リスクマネジメントとクライシスマネジメントについて、何がどう違うのか正しく知ることを通じて、どの局面でどのようなマネジメントが必要とされるのか実践的に理解する。

　以上の章がいわば「基本概念」の整理であるとすれば、続く第3章から第5章までは、医療機関におけるリスクマネジメントの実際について、大学病院におけるマネジメントの実例を通じて、病院における医療安全と品質保証の方策、及び精神科病院におけるリスクの諸相と実践について検討する。

　第3章では、最先端の大学病院における安全管理体制の実際について、現役の医療安全管理者が詳細に説明する。また第4章では、企業組織における品質管理の標準化指針であるISOにおけるリスクの定義とISOが要求するリスクマネジメントの実質的内容を確認し、医療機関の枠組みとプロセスを理解する。そして第5章では、医療機関内だけでなく地域や患者自身の生活を含めてリスク管理が求められる精神科病院のリスクマネジメントのあり方について、実際に精神科病院に従事している現役の医療者からの提言を紹介したい。

　本テキストを通じて医療におけるリスクマネジメント及びクライシスマネジメントについての理解を深め、実践力を養っていただきたいと思う。

安川　文朗

目次 contents

『医療経営士テキストシリーズ』刊行に当たって ……………………… ii
はじめに ……………………………………………………………………… iv

第1章 医療リスクとリスクマネジメント … 1

1 様々なリスクに対峙する医療機関 …………………………………… 2
2 リスクの定義と概念 …………………………………………………… 3
3 リスクマネジメントの定義と概念 …………………………………… 5
4 医療事故の背景 ………………………………………………………… 7
5 医療事故がもたらす患者の負担、病院の負担 ……………………… 11

第2章 医療機関の危機管理(クライシスマネジメント) … 13

1 リスクとクライシスの考察 …………………………………………… 14
2 クライシスマネジメントの重要性 …………………………………… 15
3 医療におけるクライシスマネジメントの実際 ……………………… 18
4 横浜市立大学附属病院患者取り違え事故から学ぶ ………………… 22
5 横浜市立大学附属病院の「危機による損失」とは ………………… 27
6 危機管理の基本はマネジメントシステムの効果的な構築 ………… 31
補論 紛争解決の技法 ……………………………………………………… 32

第3章 病院のリスクマネジメント … 37

1 病院における医療安全の概要 ………………………………………… 38
2 医療安全推進体制とその活動 ………………………………………… 41

3	医療安全推進の実際	44
4	医療安全の課題と対策	47
5	医療事故に対する取り組み	49

第4章 医療リスクマネジメントの標準化とは何か——ISOの考え方と指針 … 51

1	システムとしてのリスクマネジメント	52
2	リスクの新しい概念	55
3	リスクマネジメントの基盤と環境整備	57
4	リスクマネジメントプロセス	58
5	医療リスクマネジメント	60
補論	リスク対応の選択肢とは	63

第5章 精神科医療のリスク／クライシスマネジメント … 67

1	精神科医療・看護におけるリスクマネジメントの概要	68
2	安全問題の実際、医療事故の現状①——自殺及び自傷行為	72
3	安全問題の実際、医療事故の現状② ——転倒、転落、誤嚥、窒息など不慮の事故	74
4	安全問題の実際、医療事故の現状③——他害行為	75
5	安全問題の実際、医療事故の現状④——誤薬	77
6	安全問題の実際、医療事故の現状⑤——無断離院	78
7	課題と展望	79

第1章
医療リスクとリスクマネジメント

1. 様々なリスクに対峙する医療機関
2. リスクの定義と概念
3. リスクマネジメントの定義と概念
4. 医療事故の背景
5. 医療事故がもたらす患者の負担、病院の負担

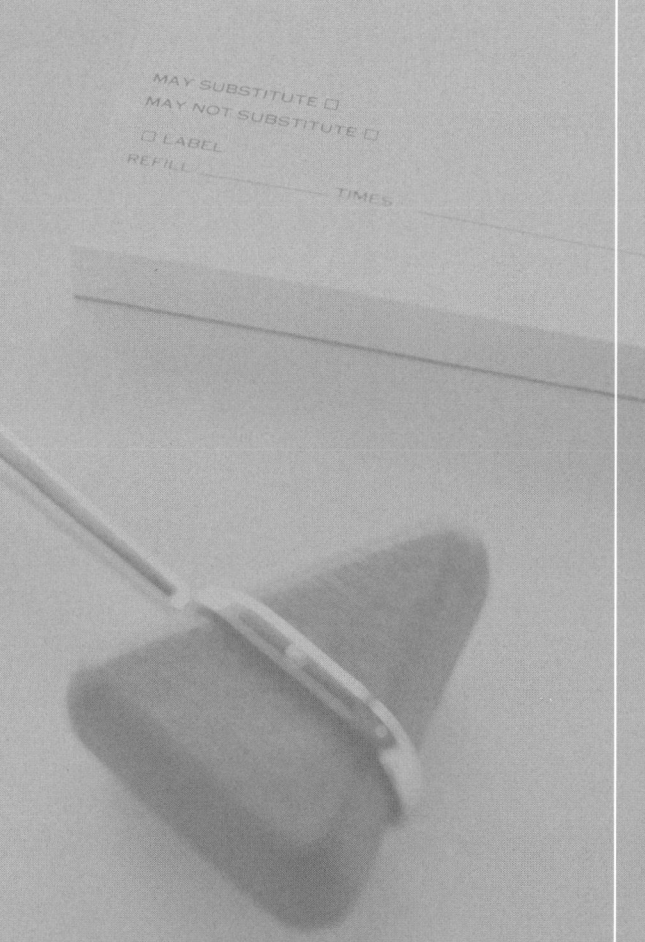

1 様々なリスクに対峙する医療機関

　医療機関は日々、様々なリスクと向き合い、その危険と格闘している。医療機関にとって現代における最大のリスクは医療事故の発生である。それは、患者の生命を脅かし、その後の患者や家族の人生を大きく変えてしまうだけでなく、医療機関の評判を失墜させて経営を危うくする。それだけでなく、医療人の自信を喪失させてその人生をも変えてしまう。さらに、医療事故の発生によって、医療に対する社会の信頼が損われ、ひいては一国の医療システムそのものに対する不信感が醸成される。

　このように、医療事故やミスは絶対に防がなければならない大きな課題であるが、一方で現代医療の高度化や複雑化、国民の医療に対する意識の変化がかえって医療の安全性を脅かす要素となっているのも事実である。また、事故やミスのような目に見えるアクシデント、インシデントだけでなく、医師不足、看護師不足に代表される医療資源の不足状態、経済状況の悪化に伴う未収金の増大、医療者対患者関係の悪化とコミュニケーション不足の問題など、医療機関はいわば社会現象の縮図のようなリスクと対峙しているのである。

　医療機関のマネジメント（経営管理）を担う事務担当者は、こうした医療及び医療機関を取り巻く状況に、最も敏感かつ適切に対応すべき使命を負っている。医療機関を取り巻くリスクや危険を事前に理解、回避するスキルを獲得できるかが、医療機関の存亡を決め、社会における医療の役割を果たせるかを決めるといっても過言ではない。

　そこで本章では、まず医療を取り巻くリスク、危険の意味とその事態について簡単に整理し、それ以降の各章で紹介される事例や情報をよりよく理解する助けとしたい。

2 リスクの定義と概念

1 リスクの定義

　日本リスク研究学会編『リスク学事典』によれば、リスク（risk）とは「生命の安全や健康、資産や環境に危険や障害など望ましくない事象を発生させる確率ないしは期待損失」を意味する。「望ましくない事象の発生確率」とは望ましくない事象が起こる可能性がどのくらいあるか、「期待損失」とはその確率にリスクの発生で失う価値の減少あるいは損失を評価した金額で乗じたものである。すなわち、リスクとは「発生確率×損失額」で表現される関数で、リスクの大きさとはこの期待損失の変動幅であると理解できる。

2 リスク、ペリル、ハザード

　リスクが「事象の発生確率」とすると、その事象の原因となるものをペリル（peril）という。
　例えば、手術ミスによって患者が死亡するというケースについて考えてみよう。死亡（によって被る損失の可能性の大きさ）をリスクとすれば、まさに「手術」そのものがリスクの要因としてのペリルとなる。
　しかし、仮にある事故を引き起こすペリルがあったとしても、そのペリルが常に事故の要因として作用するとは限らない。そこには、手術においてミスをする可能性を助長するような「何か」が存在する。その何かが存在する状況そのものの「危うさ」を、一般的にハザード（hazard）という。その一例として、リスクに対する備えが十分であると、人はそれに安心して注意力が散漫になるという「モラル・ハザード」が挙げられる。

3 医療が直面するリスクの諸相

　医療従事者や医療機関は様々なリスクに直面する。ここでは、医療機関に大きな影響を及ぼす4つのリスクの諸相について説明する。

①**医学的リスク**
　医学的リスクとは、病気や治療に付随する不可避的な不確実性によるリスクである。
　例えば、抗がん剤を使用する場合、病気の進行や患者の体力によって、薬の効果や副作用の可能性に違いが出てくる。あるいは、ある人には有効であった治療法が他の人にはうまくいかないこともある。医学的リスクは、人間が完全にコントロールすることができないリスクといえる。

②**医療行動や意思決定のリスク**
　一見医学的なリスクのように見えても、実は診断上の判断や治療法の選択を誤ってしまうという可能性は、どれほど経験を積んだ有能な医師であってもゼロではない。例えば、抗がん剤の投与量の選択を誤ってしまい、その後のがん治療の成績に波及し、結果的にリスクを拡大させてしまう可能性は常に存在する。このリスクを医師の能力不足や過失であると簡単に断ずることはできない。それだけに、医療従事者の意識と技術をどうバランスよく高めるかが重要な課題となる。

③**経済的・組織的リスク**
　医療機関のリスクは、病気や医療行為にのみ存在するわけではない。他の産業と同じく、どんなに完全な医療を提供できる潜在能力があったとしても、それを具体化できる人的・物的資源と財源がなければ、安全で質の高い医療は提供できない。これが医療機関の経済的リスクである。
　また、優れた医療者が潤沢な資源によって配置されても、組織内の意思疎通や情報交換が効果的に行われず、スタッフが組織のルールや規範に従わない行動を取り続ければ、適切な医療提供は保証されない。このような組織におけるルールや規範、動機付けやコミットメントに内在するリスクは、医療機関を根幹から揺るがす危険性をはらんでおり、マネジメントの重要な対象になるといってよい。

④**社会的リスク**
　医療を社会のシステムととらえたとき、そのシステムを有効に機能させないようなリスクの存在にも注意を向けなければならない。例えば、かつて問題となった薬害エイズの例でも明らかなように、政府が問題の存在を隠蔽あるいは否定することで、それを知らずに使用する医療機関の判断を通じて、結果的に患者や社会に甚大な被害を及ぼすことがあり得る。このようなリスクは、単に政府や医療機関だけの責任ではなく、社会における医療の存在意義や役割という観点から、両者が共同でこうしたリスクの回避策を講じる必要があるだろう。

3 リスクマネジメントの定義と概念

1 リスクマネジメントの定義

　再び『リスク学事典』を参照すると、リスク管理(マネジメント)とはリスクの顕在化、すなわちリスク事象の発生を防ぐ「予防策」と定義されている。また武井(1998年)によれば、リスクマネジメントとは「組織の使命に沿って、リスクのもつ悪影響をもっとも小さいコストで極小化すること」、言い換えれば組織の「価値」を総合的に極大化することである。

　どちらの定義であっても、医療のリスクを予防して極小化するためには、まずそのリスクを確認(＝リスク同定)・測定(＝リスク分析)した後、そのリスクをどうコントロールするかを決定(＝リスク計画)したうえで、それを実行するための資源と環境を確保(＝リスク・ファイナンス)して、リスク全体を制御する必要がある。すなわち、リスクマネジメントとは「リスク同定→リスク分析→リスク計画と資源確保→統制(リスク評価含む)」というマネジメント・サイクルを回していくことにほかならない。

2 リスクマネジメントのコスト

　リスクマネジメントの定義にある「もっとも小さいコストで」という場合、どんなコストが含まれるであろうか。

　通常、リスクを管理するために想定されるコストは以下の4つである。

①医療機関の損害を担保する保険料
②内部積立などいったん供出すると回収できないコスト
③医療機関の運営上生じる実質的な管理コストと損失防止コスト(システム、人材育成、器具更新など)
④これらの実施を統括する管理費(組織運営、人件費など)

　リスクマネジメントにどのくらいのコストをかけるべきかは、医療機関にとって大変悩ましい問題である。例えば、2006(平成18)年に京都大学の研究グループが行った分析に

よれば、医療の安全を確保するために投入される様々な資源（人的、物的、システムなど）を同定し、これに単価を乗じて得られたリスクマネジメント実施のコスト（＝安全の増分）は、500床換算で8,300万円から2億6,000万円（医業収益の0.35～2.70％）と推計されている。

医療機関の規模や機能が異なれば、基礎となるリスクマネジメントの目的や資源の質量は異なるし、既存の医療水準がどの程度かによって、投入すべき資源のあり方も異なる。ある程度の規模の病院を対象にした上記調査において結果に幅が出ている事実から、リスクマネジメントのコスト推計の難しさが理解できるだろう。

加えて上記の推計は、その規模がある程度予測されるという意味で、「事前に算定可能な」コストといえるが、それ以外にそもそも医療リスクという不確実な事象に対する不安や心配、社会への配慮など、医療機関は事前に算定できない多くのコストを負担する可能性がある。そのため、事前に算定可能なコストをできるだけ小さくする努力とともに、いかに算定困難なコストを小さくできるかが、医療機関の大きなチャレンジといえる。

❹ 医療事故の背景

1　ヒヤリ・ハットの実態

　日本における1年間の医療事故、あるいは事故には至らなかったいわゆる「ヒヤリ・ハット」の発生数を正確に知ることはできない。

　しかし、類推できる情報として、厚生労働省が日本医療機能評価機構を通じて2004（平成16）年度から実施している「医療事故情報等収集事業」がある。2009（平成21）年度で全国の700医療機関（病院：全国の総病院数の約8％）から、ヒヤリ・ハットやニアミスの発生情報を収集している。このデータによると、報告義務対象医療機関（必ず報告しなければならないとされた医療機関）と参加登録申請医療機関（任意に情報収集事業に参加することを申請登録した医療機関）を合わせた報告数は、2009（平成21）年1月から12月までで合計2,107件であった（表1 - 1）。この情報収集事業にはいわゆる医療法人などの中小民間病院はほとんど含まれておらず、どんなミスやエラーを報告対象とするかは、最終的に各医療機関の判断に委ねられていることもあり、この数字はあくまで「氷山の一角」である。それを了解したうえで、日本中の病院において同様の傾向がみられると仮定すれば、全国では同年中に2万6,000件を超えるヒヤリ・ハットやニアミスなどが発生したと予測することができる。仮に現在の日本の病院数を約9,000施設としても、病院1施設当たり約3件のヒヤリ・ハットやニアミスが発生したことになる。年間3件とは、常識的に考えても極めて過小な推計であることは明らかであろう。

表1-1　報告義務対象医療機関及び参加登録申請医療機関の報告件数

2009(平成21)年	報告義務対象医療機関報告数	参加登録申請医療機関報告数
1月	186	7
2月	151	12
3月	201	15
4月	128	7
5月	109	9
6月	171	16
7月	173	30
8月	210	15
9月	124	18
10月	119	15
11月	164	10
12月	159	15
合計	1,895	169

出典：(財)日本医療機能評価機構「医療事故情報収集等事業」第20回報告書

2　医療事故の発生状況と内容

　診療のどのような局面で医療事故が発生しているかについて、2つの資料から確認しよう。

　最初は、「医療事故調査会」の公表資料である。同調査会は、病院で発生した医療事故が、本来回避可能な過誤なのか、回避不可能な非過誤なのかについて、病院からの依頼に応じて専門家(医師)の鑑定を行っている。同調査会が2005(平成17)年の1年間に依頼を受けた医療事故733件を鑑定したところ、およそ74％が「過誤」すなわち医療従事者の何らかの過失によって引き起こされた事故であると鑑定された。また、施設別に発生状況をみると、民間病院で「過誤」と鑑定された死亡事例の発生件数が最も高いことが分かる(表1-2)。

　次に、日本医療機能評価機構の「医療事故情報収集等事業」による資料から、診療科別に医療ミスの発生頻度をみると、2007(平成19)年から2009(平成21)年の3年間を通じて、内科、外科及び整形外科での頻度の高さを確認することができる(表1-3)。しかし、これらの診療科は相対的に患者数が多いため、数字が高くなっていることに注意しなければならない。むしろこれら3つの科に比べて患者数が相対的に少ない産婦人科や歯科

で、70〜100件近い事例が報告されていることに注目すべきである。

表1-2　2005年度に鑑定された医療事故の施設別過誤、非過誤件数

施設種別	過誤		非過誤		不明	総計
	死亡	障害	死亡	障害		
大学病院	43	24	21	8	15	111
国公立病院・医療センター	79	58	12	10	17	176
基幹・準公的病院	58	33	16	7	17	131
民間病院	104	60	14	9	23	210
診療所	42	29	0	8	6	85
複数医療機関	9	3	3	0	3	18
その他	0	0	1	0	1	2
計	335	207	67	42	82	733
総計	542		109			

出典：医療事故調査会資料

表1-3 医療関係訴訟事件〈地裁〉の診療科目別既済件数(2007～2009年)

診療科目 \ 年	2007(平成19)年	2008(平成20)年	2009(平成21)年
内科	246	228	229
小児科	36	22	22
精神科(神経科)	25	30	33
皮膚科	11	9	10
外科	170	180	165
整形外科	117	108	105
形成外科	20	18	19
泌尿器科	26	18	22
産婦人科	108	99	84
眼科	30	27	23
耳鼻咽喉科	14	19	19
歯科	82	70	71
麻酔科	7	8	4
その他	115	119	116

本表の数値は、各診療科における医療事故の起こりやすさを表すものではないので、注意されたい。
(注) 1 複数の診療科目に該当する場合は、そのうちの主要な一科目に計上している。
    2 2009(平成21)年の数値は、速報値である。

出典：(財)日本医療機能評価機構「医療事故情報収集等事業」第20回報告書

5 医療事故がもたらす患者の負担、病院の負担

　不幸にして医療事故という患者に対するリスクが顕在化した場合、どのような問題が生じるのだろうか。

　第一に、患者は事故やミスによって、身体的・精神的障害を負い、時には死に至る。患者が負う痛みや苦しみ、患者家族の悲しみは、容易に癒えるものではない。

　第二に、医療機関は事故に遭遇した患者の健康状態を回復させるために、追加的な診療行為を行う。また、甚大な被害をもたらした場合には、相当の損害賠償を負う可能性がある。実際には保険の仕組みを通じて、追加的医療費や損害賠償の一部は社会化されるため、医療機関の金銭的負担はそれほど大きくないかもしれない。しかし、医療事故を起こしたという事実は、当該医療機関のすべてのスタッフに重くのしかかり、医療機関経営に暗い影を落とす。

　第三に、医療事故の責任追及にかかる負担である。通常は法的手段により医療機関の責任あるいは治療に従事した医療専門家の責任を問うことになるが、そこには経済的、時間的コストが発生する。

　ここ数年、医療安全に関する意識の高まり、医療における危機管理意識の高まりにより、医療事故の発生件数が減少傾向にあるようにみえる。しかし、医療事故訴訟の平均審理期間は減少傾向にあるとはいえ、依然25カ月（2年以上）に及んでおり（表1-4）、この長さは一般の民事審理と比較しても顕著である（図1-1）。審理期間が長くなればなるほど、訴訟の当事者にとっては裁判の時間的負担に伴う苦痛、訴訟のコストが増大する。

　こうした問題を回避するために、近年訴訟によらない問題解決を探るADR（Alternative Dispute Resolution：裁判外紛争解決手続き）が注目されている。ただ、ADRの実現には、当事者同士の対話を促進する専門的人材や、安心して対話を継続することができる環境整備が不可欠であり、日本においてADRが普及するにはもう少し時間がかかると思われる。

　このように、日本の医療機関はいまだに、自分たちが直面している医療事故というリスクの発生頻度や潜在的危険性に関する正しい情報を持っていないのである。

第1章 医療リスクとリスクマネジメント

表1-4 医事関係訴訟事件の処理状況及び平均審理期間（2000～2009年）

年	新受件数	既済件数	平均審理期間（月）
2000（平成12）年	795	691	35.6
2001（平成13）年	824	722	32.6
2002（平成14）年	906	869	30.9
2003（平成15）年	1,003	1,035	27.7
2004（平成16）年	1,110	1,004	27.3
2005（平成17）年	999	1,062	26.9
2006（平成18）年	913	1,139	25.1
2007（平成19）年	944	1,027	23.6
2008（平成20）年	877	986	24.0
2009（平成21）年	733	952	25.2

（注） 1 医事関係訴訟事件には、地方裁判所及び簡易裁判所の事件が含まれる。
　　　 2 平均審理期間は、各年度の既済事件のものである。
　　　 3 本表の数値のうち、2004（平成16）年までの各数値は、各庁からの報告に基づくものであり、概数である。
　　　 4 2009（平成21）年の数値は、速報値である。

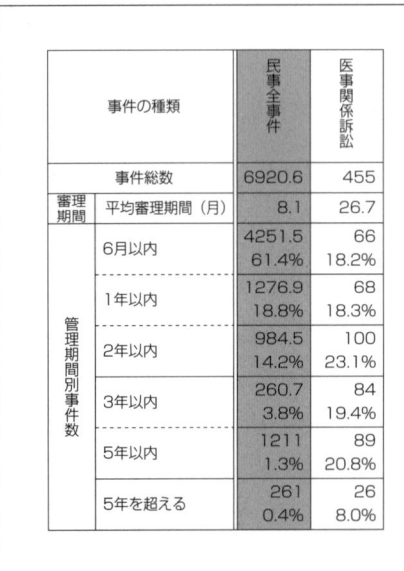

出典：最高裁判所ホームページ

事件の種類		民事全事件	医事関係訴訟
事件総数		6920.6	455
審理期間	平均審理期間（月）	8.1	26.7
管理期間別事件数	6月以内	4251.5 61.4%	66 18.2%
	1年以内	1276.9 18.8%	68 18.3%
	2年以内	984.5 14.2%	100 23.1%
	3年以内	260.7 3.8%	84 19.4%
	5年以内	1211 1.3%	89 20.8%
	5年を超える	261 0.4%	26 8.0%

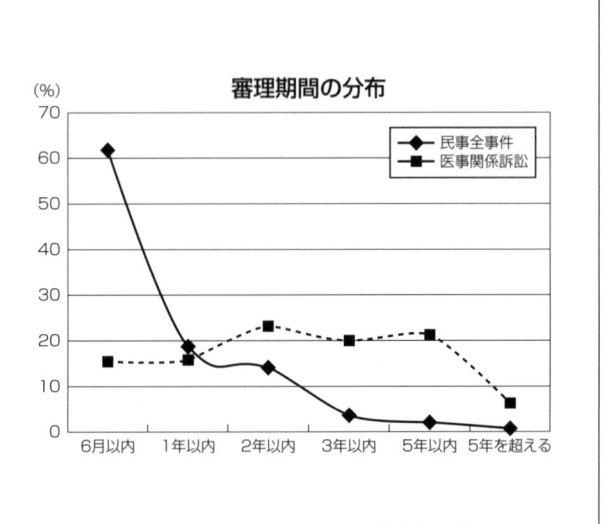

出典：最高裁判所ホームページ

図1-1 医療関係訴訟と民事訴訟全体との審理期間の差

第2章
医療機関の危機管理（クライシスマネジメント）

1 リスクとクライシスの考察
2 クライシスマネジメントの重要性
3 医療におけるクライシスマネジメントの実際
4 横浜市立大学附属病院患者取り違え事故から学ぶ
5 横浜市立大学附属病院の「危機による損失」とは
6 危機管理の基本はマネジメントシステムの効果的な構築
補論 紛争解決の技法

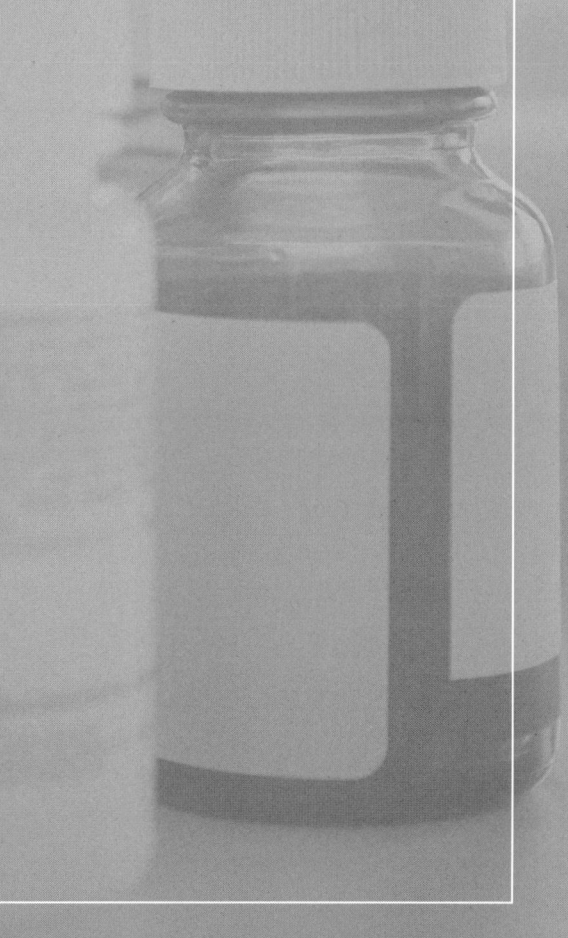

1 リスクとクライシスの考察

　本章では、医療機関と患者や社会の間に生じる、あるいは医療機関内部に生じる様々なリスク（医療事故、経営的破綻、または組織内及び組織と社会の間の多様な摩擦や紛争）とそのマネジメントの問題を、「危機管理（クライシスマネジメント）」の観点からとらえ、その特性と課題について考えてみたい。

　従来、医療のリスクマネジメントといえば、もっぱら医療機関の中で発生する（した）医療事故や過誤の問題に関心の中心が置かれていた。もちろん、予期せぬ医療事故や過誤に適切に対応し、被害者である患者の生命財産をできる限り保護するよう努力するのは医療機関の責務である。こうした事故や過誤、エラーを二度と起こさないための対策を講じる必要性は改めて言うまでもない。

　しかし、医療という高度に組織化、機能分化された世界において、事故や過誤、エラーの発生は、より大きな「リスク」あるいは「クライシス」というマグマから噴出した1つの表象である。医療組織を預かる管理部門の専門家には、その表象の足元に潜むマグマそのものを適切に制御するためのナレッジ（知識）とスキル（技法）が求められる。

　そのためのアプローチとして、本章では従来の医療リスクマネジメントに留まらず、「クライシスマネジメント」の視点に改めて注目したい。

② クライシスマネジメントの重要性

1 リスクマネジメントとクライシスマネジメント

　『リスク学事典』によれば、リスク管理（マネジメント）がリスクの顕在化、すなわちリスク事象の発生を防ぐ「予防策」であるのに対して、危機管理（クライシスマネジメント）はリスク管理が有効に機能しない結果としてリスクが顕在化した（つまり実際に起こった）危機への「対処法」であるとされる。

　本来、私たちは起こり得る危機的事態に備えて日頃から様々な準備をしておくべきである。万が一危機的事態が生じたとしても、それが手に負えない事態に発展しない程度にコントロールできる水準を準備しておかなければならない。その意味では、「リスク管理＝リスクマネジメント」は組織のリスク対応における最優先課題となる。

　しかし一方で、事故や緊急事態が「危機的」なのは、このような事前の準備をしても想定を越えた事態が生じて、時には組織の機能を麻痺させ、存在そのものを危うくしてしまうことである。いったん危機的事態が生じた場合には、その被害を最小限に食い止めるような対策を迅速かつ既存の規定や資源配置の実態に制約されることなく、柔軟に実行する必要がある。このようにして目前の危機を克服することが、「危機管理＝クライシスマネジメント」であると考えられる。

　だが、「クライシスマネジメントはリスクマネジメントの下位概念あるいはサブシステムなのだから、医療におけるリスク問題の対応にはリスクマネジメントの考え方をより強調すべきではないか」という反論があるだろう。もちろん、医療リスクマネジメントとは、「事故防止活動を通して、組織の損失を最小に抑え、『医療の質を保証する』こと」（日本看護協会編「組織で取り組む医療事故防止」）である。さらに、「人は誤りを犯すもの」（米国医学研究機構報告）という前提に立って、個人及びシステムのエラーを（未然に）チェックするものである限り、物事の後先関係あるいは包含関係からみれば、クライシスマネジメントはリスクマネジメントのサブシステムといえるだろう。

　しかし、それでもなおクライシスマネジメントを改めて取り上げ、注意を喚起する意味は十分にある。

2 なぜクライシスマネジメントなのか

　その第一の理由は、人間はどんなに事前に準備・チェックしても、いざ危機的状況に直面したとき、想定された「あるべき」手順や仕組みとは異なる行動に陥りやすい。つまり「パニック」になってしまう可能性が高いことである。例えば、自然災害の発生に際して、日頃どんなに避難訓練を実施して精緻な警報システムを備えていても、しばしばその避難手順が守られなかったり、警報システムが機能しなかったりするという事実を思い出してほしい。その時いくら「きちんと訓練していました」「システムは作動しているはずなのですが……」といっても、事態は改善しない。そこで、混乱をどう収拾するかというクライシスマネジメント的対応が必要となる。

　第二の理由は、リスクマネジメントの徹底による一種の「モラル・ハザード」の存在である。モラル・ハザードとは「道徳的危険」と訳され、もともと保険業界で使われていた言葉である。ある危険が保険によって保護されればされるほど、人々は付保されている危険に対する注意を怠るようになり、結果的にその危険が拡大するというものである。

　例えば、医療機関においてリスクマネジメントが徹底され、患者と薬剤のマッチングが二重三重に行われている状況を考えてみよう。薬を投与する医師は事前に何重にもチェックされているので「当然患者と薬剤はマッチングされている」と考え、目の前にいる患者に本当にその薬剤を投与すべきかどうかを十分確認しようとしなくなる事態が起こり得る。こうした事態は先述したパニック以上にやっかいである。モラル・ハザードに陥った当事者は、自分の不注意さをほとんど認識していないからである。そこで、知らないうちに見過ごしてしまったリスクの結果に対する「対処」が問題になるが、問題自体が認識されていない（見えない）分、一層慎重で周到な危機対応が必要になる（図2-1）。

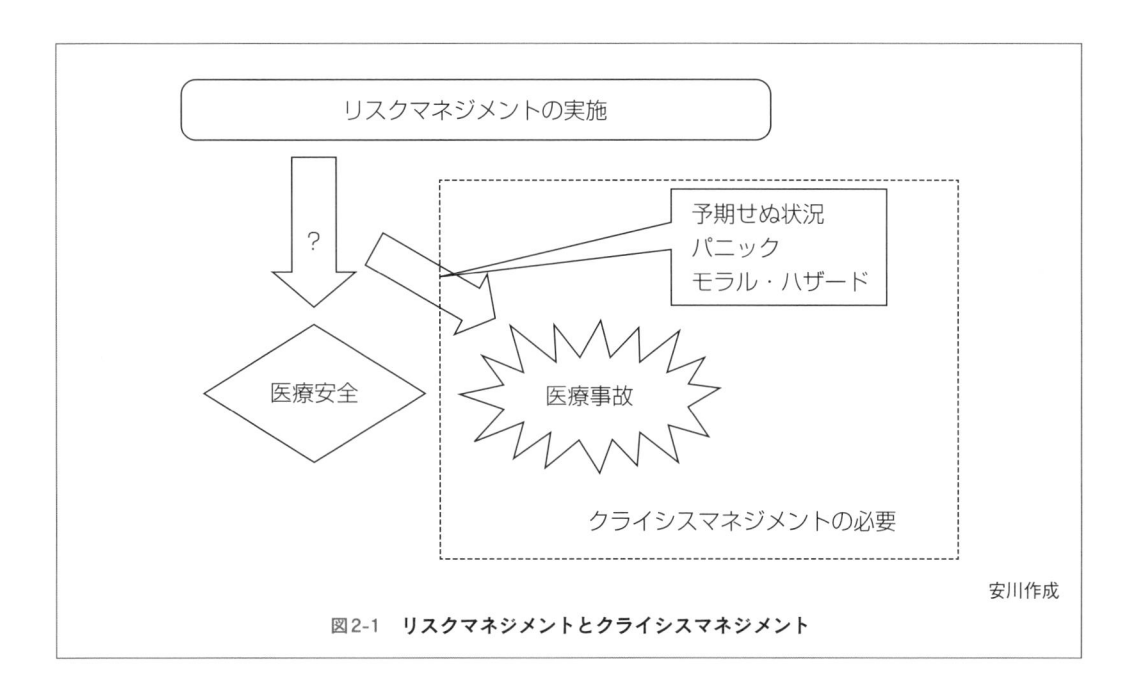

クライシスマネジメントの重要性 ❷

```
        ┌─────────────────────────┐
        │  リスクマネジメントの実施  │
        └─────────────────────────┘
                    │        ┌─────────────────┐
                    ▼        │ 予期せぬ状況      │
                    ?        │ パニック         │
                   ╱         │ モラル・ハザード  │
                  ╱          └─────────────────┘
            ┌────────┐    ┌──────────┐
            │ 医療安全 │───▶│ 医療事故  │
            └────────┘    └──────────┘
                           クライシスマネジメントの必要
```

安川作成

図2-1　リスクマネジメントとクライシスマネジメント

3 医療におけるクライシスマネジメントの実際

　近年、企業における危機管理の問題が脚光を浴びはじめ、書店にも「危機管理」に関する多数の書物が並んでいる。すでに述べたような理由から、医療関連の書物では、危機管理よりも「リスクマネジメント」という用語が一般に使われている。そこで意図されているのは、医療（特に病院組織）が直面するリスク（病院の存続を脅かすようなもの）を察知、理解、回避するための様々な手法の解説と事例の紹介である。
　本節では、前節での議論をより具体的に理解できるよう、医療におけるクライシスマネジメントについて、リスクマネジメントとの関係性を示しながら概念的に説明する。

1　病院組織の特殊性と普遍性

　しばしば病院は一般企業とは異質な組織と考えられている。確かに病院は法律上「非営利組織」であり、株式会社のように「利潤の配当」を行わない。また、一部の研究機関を除いて、一般的に私企業のほとんどは少数の専門的技術者と大多数の非専門的一般労働者との集合体であるといえるが、病院は一部の非専門的労働者（事務系職員）を除けば、ほとんどが国家資格を有する専門的技能労働者の集合体である。
　こうした異なる組織形態によって、リスクマネジメントあるいはクライシスマネジメントに関する両者の具体的な取り組みに違いが生じるのは事実であろう。
　一般企業と病院では組織形態が異なるが、基本的なマネジメントの目的と手法という点では、両者は全く異なっているわけではない。どちらの組織もその組織を「経営」することで達成しようとする目的があり、その目的の達成を脅かすリスクを回避するためには、基本的には同様の手順や手法が求められる。細かい点では組織の構成や性質による特殊性が反映されるが、原理原則という点では普遍的なものである。つまり、病院におけるリスクマネジメントやクライシスマネジメントの構築において、はじめから病院ゆえの特殊性にとらわれると、基本的な原則や大切な要点を十分に満たすことができないと考えるべきである。病院も企業組織の一形態であるという認識に立つことが、クライシスマネジメントを考えるうえで重要なのである。

2　企業組織におけるクライシスマネジメントの目的と戦略

　企業経営の目的とは、その企業組織が掲げる使命（ミッション）の達成であるが、一般企業の場合は（ある事業を行うことを通じて）自らの利潤を最大化することである。利潤を最大化するために、企業は生産効率を高め、かつ予想し得る損失（広義の「コスト」）の回避を目指す。生産効率を損なう要素、確率的に予想されるあらゆる損失の要因が「リスク」であり、こうしたリスクを回避して効率的な経営を実現すれば、（例えば株価の上昇などを通じて）企業の社会的価値は高まる。すなわち、リスクマネジメントの目的は企業組織の価値の最大化であり、個別の事案についてリスクを制御することではない。

　しかし、リスクに対する備え（例えば、経済金融状況の変化に備えてリスク分散型の資金運用を慎重に行うなど）をしていても、企業活動のプロセスや社会環境には不確実性が存在し、思わぬ損失の引き金となる様々な出来事が生じる危機は常にある。そこで、起こり得る危機が生じても、そのために事業が停滞したり破たんしたりせず、その被害をできるだけ小さくするための準備が必要になる。この準備が、企業組織における狭義の危機管理（クライシスマネジメント）である（図2-2）。

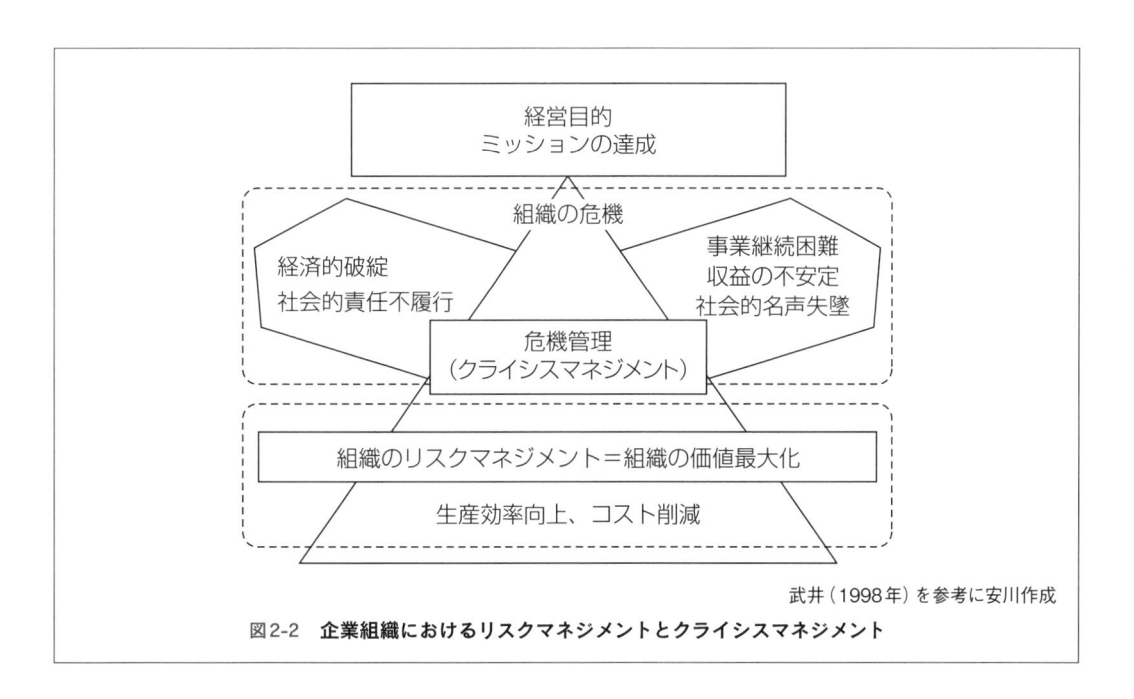

武井（1998年）を参考に安川作成

図2-2　企業組織におけるリスクマネジメントとクライシスマネジメント

リスクマネジメントは企業組織の価値最大化のために予想されるリスクを同定(リスクの種類や程度を理解)したり、リスクを抑止するためのシステム開発や人材(リスクマネジャーなど)を配置したりすることを主な活動とする。一方で、クライシスマネジメントはリスクや事故の発生により組織が混乱して損なわれる可能性をできるだけ小さくし、組織が「生き残る」ための戦略を立てるのが目的である。

クライシスマネジメントの戦略とは、端的にいえば、脅威のあるリスクを認識していることを前提として、その目的を以下のように定めている。

①事故が発生した状態でも、まだ企業組織が活動を停止することなく、そのミッションを達成できるようにする。
②組織の内と外の両方に対して、自分たちの採るべき行動や守るべき指針を明確にできる手段を講じる(いわゆる企業コンプライアンス)。
③組織のメンバーや組織の関係者の社会的な立場を保全する。

3　病院組織におけるクライシスマネジメントの目的と戦略

クライシスマネジメントの目的と戦略は、病院においても基本的には同じである。ただし、原則非営利組織である病院の経営目的は、患者に最善の医療を提供するというミッションを最大化することではあっても、利潤(医療収入)の最大化ではなく、その経済性はあくまで「持続的な」医療活動を保障するためのものである。

病院のミッションを達成するためには、一般企業と同様、生産性の向上と損失の回避を図らなければならない。生産性の向上とは、例えばクリニカル・パスの導入や電子カルテシステムの利用など、患者への医療提供をより効率的に行う仕組みを積極的に導入することであり、単なる人件費の削減や医師の負担強化ではない。こうした生産性向上策を通じて、適切な治療計画が可能になったり、非効率な資源配置を回避することで、結果として治療期間が短縮され、適切な治療方法の選択による医療の質が全体的に向上し、病院組織の価値が極大化される。これが、病院におけるリスクマネジメントの目的である。

しかし、一般企業と同様あるいはそれ以上に、医療における不確実性は高く、どんなに優れたシステムを導入しても、複雑で高度な技術を駆使する緊張感の高い医療現場では、専門家でも予期せぬエラーや事故に遭遇する可能性が高い。しかも先述したように、リスクマネジメントを強化すればするほど一種のモラル・ハザードが生じる可能性がある。こうしたリスクの一部は未然に防止できるかもしれないが、様々な理由から見過ごしてしまったリスクは、どこかで深刻なエラーや事故を引き起こす。実際に発生してしまった「損失」に対応するために、病院は戦略的にクライシスマネジメントを構築しておく必要がある。すなわち、直面した危機を乗り越えて、危機によって生じた被害を最も小さくする準

備である。一般企業の場合と同様に、病院のクライシスマネジメントの戦略目標を項目化すると以下のようになる。

①事故が発生しても、それが現在進行中の医療活動全体に波及して、活動が停止することなく、継続して質の高い医療を提供できる体制を維持できるようにする。
②当該事故への対応を社会的にも可視化できる体制を作る。
③組織のメンバー(医療従事者など)や患者、地域住民が不安になったり、医療を受ける機会が奪われたりしないように、あらゆる医療提供環境を保全する。

4 横浜市立大学附属病院患者取り違え事故から学ぶ

　では、具体的に病院のクライシスマネジメント戦略をどう構築すべきか。ここでは1999（平成11）年に横浜市立大学附属病院で実際に起こった「患者取り違え」事故に関する同大学事故対策委員会の「中間とりまとめ」を参考にしながら、病院におけるリスクマネジメントの破綻と危機発生のプロセス、及び期待されるクライシスマネジメントのあり方について考えてみたい。

1　医療事故の概要

　1999（平成11）年1月11日の午前8時20分から午後4時45分までに起こった医療ミスが、日本の医療事故に対する考え方や対策を大きく転換させ、医療の安全と質の向上に国家的に取り組む契機となった。心臓疾患と肺疾患で入院していた2人の高齢（当時74歳と84歳）男性患者が、当日それぞれの疾患に関する手術を行うことになっていたが、手術室への患者受け渡しの際に患者を取り違えてしまったのである。その後も、見逃されたまま麻酔と手術が続行され、僧帽弁形成術を行うべき患者に右肺嚢胞壁切除縫縮術を、試験開胸術中生検を行うべき患者に僧帽弁形成術をそれぞれ実施した。

　先進的な医療を行うために人的、物的に高度に組織化、情報化されている大学病院で起きた驚くほど初歩的なミスである。誰にも修正されることなく、結果的に深刻な医療事故を引き起こしたことは、当事者の大学病院のみならず、日本中の病院に大きな衝撃を与えた。マスコミからの厳しい批判と社会的関心の急激な高まりを受けて、横浜市立大学では事故後に調査委員会を立ち上げ、事故の精緻な検証を行った。この調査から、事故がなぜ起こったか（どのようなリスクが存在し、それがどんな有害事象につながったか）について詳細な報告がなされた。

2　リスクの所在と破綻の経緯──認識されたリスクの所在

　中間報告によれば、事故に至った直接の問題点として、以下の9つの要因が挙げられている。

①1人の病棟看護婦（師）が2人の患者を同時に手術室に移送した。
②手術室交換ホールでの患者受け渡し時に患者を取り違えた。
③患者とカルテを別々の窓口で引き渡し、別々に手術室に移送した。
④患者への名前の呼びかけと患者の返事が、患者を識別する方法とはなり得なかった。
⑤患者A氏の背中に貼ってあった処置用テープが患者識別につながらなかった。また、申し送りも生かされなかった。
⑥麻酔開始前から主治医が患者に立ち会っておらず、患者の識別を行っていなかった。
⑦患者の歯の状況や頭髪の様子の違い（長さ、色）によって患者の取り違えに気付かなかった。
⑧患者B氏の麻酔準備から開胸前の間に実施した各種の検査結果が、術前の検査結果と異なることに疑問を持ち、一応の確認はしたものの、患者の識別には至らなかった。
⑨開胸後も、患者の取り違えに気付かずに手術を続行した。

　また、病室から手術室までの患者搬送という一連の院内システムの中で、どのようなミスやエラーが発生したかについて、中間報告は以下の具体的な8項目を挙げている。

①多くの手術が並列に同時刻にスタートする状況だった。
②同一病棟の複数の手術が同時刻にスタートする状況だった。
③患者の移送が人手不足になりがちな深夜勤の時間帯に行われた。
④1人の病棟看護婦（師）が2人の患者を同時に手術室に移送した。
⑤ハッチウェイを介してストレッチャー → ハッチウェイ → ストレッチャーの乗り換えが必要であった。
⑥病棟看護婦（師）と手術室看護婦（師）の間で患者、患者、カルテ、カルテの順番で引き継ぎが行われた。
⑦患者とカルテを別々の窓口で引き渡し、別々に手術室に移送していた。
⑧患者識別の方法に不備があった。

　さらに、このようなリスクの存在に対して本来講じられるべき対策、すなわち病院組織におけるリスクマネジメントの実際に、次のような不備があったと指摘している。

①手術室入室、患者引き渡しの際の患者確認。
②麻酔科医の麻酔導入前の患者確認。
③主治医・執刀医による麻酔導入前の本人確認。
④主治医グループの責任者であるグループ長や主治医グループの他の医師の役割分担。
⑤麻酔の直接担当医、また指導医の患者確認についての役割と責任分担。

⑥執刀医などの手術開始までの患者確認についての役割と責任分担。
⑦執刀医（主治医）の入室や麻酔科医の麻酔開始、本人確認の順序やルール。

3　なぜリスクを見過ごしてしまったのか

　医療行為における患者の識別は最も基本的な事柄であり、病院では様々な誤認防止の仕組みを構築している。横浜市立大学附属病院でも、患者への呼びかけ、フランドル・テープなどによる識別、病棟看護師と手術室の看護師の間で行う「申し送り」といった患者確認の「仕組み」は確かに存在していた。しかし、こうした仕組みも、いくつかの物理的要因、医療者の認知や心理的要因により、実際には機能しなかったのである。報告書ではこの事態について、「手術室入室、麻酔導入時、体位変換時、手術開始時など、それぞれのステップで『誤っているはずはない』との思い込みが事態を進行させてしまった」と表現されている。もしそうだとすれば、事前に設計、構築されたリスクマネジメントの仕組みであっても、人間の意識1つで常に「綻び」が生じる危険性があるということが、いみじくも証明されたことになる。

　このケースで、患者が病棟を出てから手術室に送られ、手術が行われてICUに入室するまで（ここではじめて患者が取り違えられていることが判明）の間に、どんなリスク（あるいは不確実性）が存在し、それがどう見過ごされたかを図2-3で確認する。

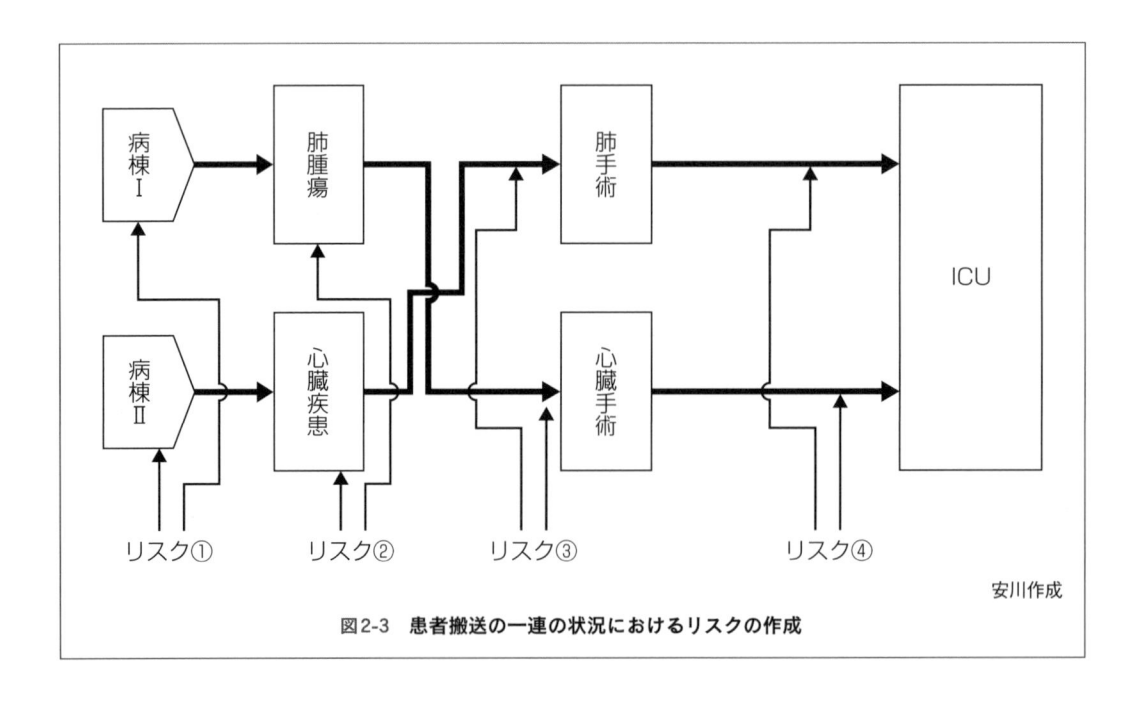

図2-3　患者搬送の一連の状況におけるリスクの作成

細かい部分を思い切って捨象すれば、患者確認に関するリスクを意識して確認すべきタイミングは、少なくとも4回はあったと考えられる。すなわち、①病棟からの搬出、②カルテと患者の照合、③手術直前での患者本人とカルテとの照合、④手術直後の患者確認――である。

　このうち、④ではすでに手術が実施されているので、実際は③の手術直前までがリスクを回避できるタイミングであった。しかし実際には、この時点で患者を識別すべきチェックは実施されなかった。

　また、手術室に到着してから手術が行われるまでの間に注目してみると、まず入室前の申し送り時には患者を事前に知っているスタッフが最低1名、手術室に入室後は少なくともどちらかの患者を事前に知っているスタッフがそれぞれ数名存在している。しかし、誰もこの患者取り違えに気付かなかったのである。

4　リスクマネジメントの再設計とクライシスマネジメント

　以上の調査結果から事故調査委員会は、「今回の事故は、当病院における医療の実態が、少なくとも患者の識別が、いろいろな過程において看護婦（士）の個人的な能力と注意力にのみ依存したものであることを浮き彫りにした。現代における先進医療が、多数の専門職の能力を結集した共同作業である一方で、当病院の運用システムはこれに対応しきれていなかった」と結論付け、緊急の対応策として「運用システムが事故防止の点で機能しなかった事実をまず謙虚に反省し、病院として、病棟看護婦（士）、手術室看護婦（士）、主治医、麻酔科医、執刀医等の各専門職の役割と責任を明確にし、その責任に基づく個々の職種の行動基準（マニュアル）の整備に着手」した。すなわち、医療ミスの防止に関する「リスクマネジメント」の再設計である（表2-1）。

　この「対策」は、患者を病室から手術室に移送する状況において、今後は医療従事者相互の患者確認を「行動基準」を通じて徹底するというリスクマネジメント指針である。つまり、今後同じような状況において同じミスやエラーが発生しない（リスクを発見して回避できる）ような仕組みを構築したということになる。

　しかし、この対応策が提示された段階では、すでに起こってしまった事故が病院にどのようなダメージを引き起こすのか、そのダメージをいかに小さくできるのかについては、まだ十分検討されていない。つまり、この段階ではまだ適切な「クライシスマネジメント」が設計されていないのである。

表2-1　横浜市立大学附属病院のリスクマネジメント再設計

《患者移送》

1　病棟の看護婦（士）が患者を手術室に移送するのは、1回に1人を徹底した。
2　定時手術の場合は、病棟から手術室への患者移送に際し、主治医の1人が手術室交換ホールまで付き添い、手術室の看護婦（士）に患者が引き受けられたことを確認する。

《患者の引き受けとカルテ等の申し送り》

3　患者とカルテ類とが離れることのないよう、患者、カルテ類ともにハッチウェイで引き継ぎ、一緒に手術室に移送する。

《患者確認》

4　入院患者は、入院時に手首等に氏名、年齢などが記入された患者識別バンドをつける。
5　入院患者の手術等の際には、病棟看護婦（士）立ち会いのもとに患者の足底にマジックで氏名を書く。
6　手術室交換ホールにおいて、手術室看護婦（士）が行う病棟看護婦（士）からの患者引き受け時の確認は、次のとおりとする。
　・患者の氏名を患者の言葉で確認する。
　・患者識別バンドのID番号、氏名、年齢、性別、入院月日をカルテと照合し確認する。
　・足底に書かれた患者の氏名をカルテと照合し確認する。
7　麻酔科医は患者を術前訪問し、当日はハッチウェイで出迎え、手術室の看護婦（士）とともに患者確認を行う。
8　手術室内では、麻酔科医は主治医とともにカルテの血液型検査結果のID番号、氏名を患者識別バンドと照合・確認し、患者識別バンドに血液型を記入する。
9　麻酔科医は、主治医とともに患者確認を行った後において麻酔を開始する。

《術前訪問》

10　手術室の看護婦（士）による術前の患者訪問は、原則として手術に立ち会う看護婦（士）が行い、訪問時には、患者確認の一助となるよう患者の外見的・身体的な特徴についても記録する。担当以外の看護婦（士）が訪問した場合であっても、術前訪問記録用紙に患者の特徴などを記入し、担当の看護婦（士）に引き継ぐ。

《術中の基本》

11　麻酔科医、執刀医は患者の確認に疑問を持った場合には、その疑問を解決するまでは新しい段階に進まない。

《行動基準（マニュアル）》

12　外科医が行うべき患者確認方法を明確にした。
13　麻酔科医が行うべき患者確認方法を明確にした。
14　看護部は、「手術室移送時の手順」や「手術室入室時の手順」（マニュアル）に事故対策委員会の決定事項を明記した。
15　手術部専任医が行う患者の安全管理に対する役割を明確にした。

出典：1999（平成11）年3月24日『横浜市立大学医学部附属病院の医療事故に関する中間とりまとめ』

5 横浜市立大学附属病院の「危機による損失」とは

1 事故後のクライシスマネジメント

　横浜市立大学附属病院が構築すべき「クライシスマネジメント」を考えるためには、まずこの取り違え事故によって同大学病院が被った「危機による損失」を理解する必要がある。一般にクライシスマネジメントの対象となる危機は、以下の4つに分類可能である。

①経済的危機

　患者取り違え事故による直接的な経済損失には、取り違え手術をした患者2名に対するその後の回復措置に要した医療費、患者2名（その後死亡）に対する遺族への慰謝料（金額非公表）、特定機能病院辞退による収入減などがある。また、間接的な経済損失には、事故後の手術件数の減少による収入減（ただし、手術件数の減少には他の要因もある）が指摘されている。

　クライシスマネジメントはまずこのような経済的危機に対して、具体的な処方せんを提示しなければならない。

②社会的責任の不履行

　患者取り違え事故を起こしたことにより、横浜市立大学附属病院は特定機能病院の承認を一時辞退した。特定機能病院の承認は、高度先端医療行為を必要とする患者に対応する病院として、いわば病院の社会的ミッションを内外に示す重要な旗印である。その承認を当然受けるだけの規模と施設を有しながら承認を受けられない事態は、大学病院の社会的責任の不履行そのものといってよいだろう。

　また、この取り違え事故では、業務上過失傷害の罪に問われた医師と看護師の6名に対して、それぞれ有罪判決と罰金刑を課す判決が下されている。罰金額やその後の裁判の経過を考慮しても、信頼されるべき医師や看護師が刑事訴追されること自体、社会に与える影響は極めて大きい。クライシスマネジメントには、このような医療の社会的責任の失墜を最小限に防ぐという大きな課題が課せられる。

③事業継続・持続的経営の危機

　特定機能病院を辞退したものの、同大学病院は病院としての機能を維持したまま、事業を継続している。その意味では事業継続や持続的経営を脅かす事態は生じていないように

みえる。しかし事故後、横浜市立大学附属病院がネガティブな意味で社会的に何かと注目される存在になったのは事実であり、これが病院の事業継続において（他の同規模の病院以上に）有形無形のプレッシャーとなっていることは否定できない。

④医療に対する個人や社会の不安

このような甚大な事故を起こした病院に対する世間の憤怒は大きなものであろう。しかしそれ以上に、医療事故の当事者である個人（家族・遺族を含む）は、自分たちの受けた痛みや苦しみが正しく認識され、相応の賠償や謝罪を受けることができるか、これからの自分たちの人生がどうなるかといった不安に襲われる。こうした不安に適切に対応することも、クライシスマネジメントの重要な目的である。大学病院の体制やシステムに対する社会的な不信、また同じようなことが起きるのではないかという社会的な不安も生まれる。

前者について、横浜市立大学附属病院がどのような対応を行ったかは明らかにされていないが、事故から10年以上経った今日では、この問題は医療における紛争解決の問題としてクローズアップされており、医療事故の当事者間で適切なコミュニケーションが成立するための技法も進展してきた（なお、医療における紛争解決については、本章補論で触れる）。一方で後者については、病院がどれほど事故後のリスクマネジメントの見直しを表明しても、社会的な信頼がすぐに回復して元通りの病院運営に復帰することなどできないのは、前ページの「①経済的危機」で触れた手術件数の減少からも明らかである。

クライシスマネジメントでは、こうした個人や社会の不安と組織の評判低下に、具体的な対応をすることが求められており、これらに対する取り組みは近年大きな進展をみせている。

2 クライシスマネジメントの3つのステップ

このような「危機」の実態に対して、横浜市立大学附属病院は（先述したリスクマネジメントとは別に）病院運営全体に関わる対策を次々と打っていった。事故が起こった1999（平成11）年1月以降、約2年間に実施された組織改革に伴って主に以下のような対応を実施した。

- 横浜市立大学附属病院改革委員会及び事故予防委員会の設置（1999〈平成11〉年4月1日）
- 横浜市立大学医学部附属病院の病院改革に関する外部評価委員会の設置（1999〈平成11〉年10月30日）
- 医療安全管理セミナーの開催（1999〈平成11〉年11月5日、11月12日）
- 横浜市立大学病院「医療の質」向上推進会議の設置（1999〈平成11〉年11月29日）
- 副病院長の設置（2000〈平成12〉年1月1日）

・安全管理対策委員会の発足（2000〈平成12〉年4月1日）
・医療安全管理部門の設置（2000〈平成12〉年4月1日）
・医療事故の公表基準など（2001〈平成13〉年2月19日）

　緊急事態に対する迅速なリスク低減という課題を持つクライシスマネジメントには、同時に緊急事態に対する行動のあり方そのものを明確にするという役割がある。そこで、クライシスマネジメントには、次の3つのステップがあると考えられている。

①緊急事態への準備
②緊急事態発生直後の対応
③業務の復旧

　先述した横浜市立大学附属病院のケースでは、②と③について、クライシスマネジメントとしての体制が明確化されていなかった。そこで、同大学病院の一連の組織改革は、今後の緊急事態に備えた取り組みと理解できる。

3　危機管理計画の策定と教育・訓練

　緊急事態に備えたクライシスマネジメントには、危機管理計画の策定と教育・訓練が必要である。
　前者は、実際に事故が発生したとき、どのような応急的対応や復旧を行うべきかを定めることである。そのためには、その事故による被害の大きさを予測する必要がある。横浜市立大学附属病院が行った一連の組織改革の中では、「安全管理部門の設置」が具体的な安全基準の設定や医療安全に必要な資源の配置を決定するものとされ、基準や資源配置を決めるためには、リスクと被害の予測が不可欠となる。現在「医療安全管理室」として運営されているこの部門では、職種横断的なスタッフが配置され、事故から3年半後の2002（平成14）年8月に策定された「安全管理指針」に基づき、医療ミスの発見、報告、事故発生時の対応及び再発防止に関する手順が定められている。
　言うまでもなく「安全管理指針」を策定しただけでは、事故やミスの発生によってどのようなリスクや被害が発生するかを予測することはできない。しかし少なくとも、予測を行う根拠として、安全管理における共通の指針が示され、そのためにスタッフの行動を規定することは基本的な要請である。
　次に後者であるが、「医療安全管理室」の行う業務として、全病院職員を対象とした「安全管理研修」の開催が規定されている。教育・訓練の目的の第一は、スタッフの危機管理意識を高めることであるが、ある状況に直面した時の「上手な」対応ではなく、危機管理

体制の問題点、よりよい体制作りのポイントについて、スタッフ自ら理解することが重要である。

　そのためには、研修の内容にも、いわゆる実技中心のカリキュラムだけでなく、緊急事態における資源活用の方法や正しい意思決定を促すトレーニングが必須となる。横浜市立大学附属病院の安全管理研修では、多様な医療行為の場面を設定し、「講義→デモンストレーション→演習」というパターンが確立しているようだが、重要なのは研修の形式ではなく、参加者がどれほど自らの力で問題発見と意思決定を行えるかである。

6 危機管理の基本はマネジメントシステムの効果的な構築

　一般企業では、経済状況の変化による経営危機だけでなく、不当表示や偽装などの企業不祥事という企業内部からのリスク対応法が、社会的な注目を浴びる重要な課題となっている。医療においても、いわゆる医療事故や過誤といった問題だけでなく、診療報酬の不正請求など医療機関内部から生じるリスクがあり、これがもたらす結果の重大性を過小評価してはならない。

　これまで、医療リスクマネジメントの重要性と設計の仕方については、多くの識者や実践家が紹介してきた。しかし残念ながら、医療における（本テキストのような意味での）クライシスマネジメントの役割と設計のあり方については、リスクマネジメントの議論の中に含まれてきたこともあり、あまり明確にされてこなかった。実際の医療機関におけるクライシスマネジメントの事例がほとんど紹介されていないのもそのためであろう。

　本章で紹介したリスクマネジメントとクライシスマネジメントの意味と役割の違いは、両者が一連の（広義の）医療リスクマネジメントを構築するために必須の構成要素であることを示している。どちらかが欠けても、病院は一貫した安全対策を実行できず、社会的な信頼を獲得することができない。それゆえに、医療機関はこれまでのリスクマネジメントシステムの充実を図りながら、自らのミッション、社会にとって安全で安心できる医療システムといった両者の継続を保証するためのクライシスマネジメントの設計と構築を早急に図らなければならない。

補論 紛争解決の技法

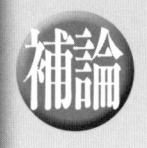

1 紛争解決とは何か

　医療ミスや医療事故が発生したことによって、患者は深刻な身体的・精神的ダメージを受ける。リスクマネジメントは、こうしたダメージの発生そのものを予防するためのものである。一方、いったんダメージが生じた後は、このダメージから派生する経済的・社会的損失（被害者加害者双方にとって。このことは非常に重要である）をできるだけ減じなければならない。それがクライシスマネジメントの役割である。

　ところで、クライシスマネジメントが派生的損失を減じることを目指すとき、それは具体的にどのような過程を経て実現するのであろうか。医療ミスや事故の当事者が「事故が起こってしまったのは仕方ないから、その後の双方の損失をできるだけ減らすように努力しよう」とすぐに同意し協力し合えればよいが、実際にはそのようなことは稀であり、当事者間には物理的・心理的・社会的な葛藤、言い換えれば「コンフリクト」が生じ、それがお互いの主張や利害の対立という紛争に発展する可能性がある。こうした「コンフリクト→紛争」という経過を放置したまま、効果的なクライシスマネジメントを実行することは困難である。なぜなら、紛争という対立的な構造のもとでは、どちらか一方の利害を貫徹すれば、他方の損失になる、つまり「ゼロ＝サム」の状態が生まれるからであり、両者にとっての全体的な損失の軽減というクライシスマネジメントの目標は達成されないからである。

　紛争解決とは、簡単に言えば「ある事象によって発生した複数の主体（法人の場合も私人の場合もある）の間のコンフリクトや対立を緩和あるいは除去して、双方がともに甚大な損害を回避できるようにすること」である。

2 紛争解決の種類

　ごく簡単に紛争解決の種類を分けると、以下の3つに分類できる。

①裁判による解決
②裁判外による解決（ADR）

③その他

(1) 裁判による解決

　言うまでもなく、最も簡単な紛争解決方法は話し合いである。しかし当事者の損害があまりに甚大であったり、事柄の原因と結果が必ずしも明確でなく、どちらが事故の非を負うべきか容易に決定できなかったりする場合、話し合いで紛争を解決させることは極めて難しい。そこで、事故における過失の有無や損害賠償の可否などを法的に判断するために、司法手続きによる紛争解決が行われる。

　ここでは、訴訟の方法や裁判の実際的プロセスの紹介は省略し、司法（すなわち裁判）による紛争解決のメリットとデメリットを考えよう。

　裁判による紛争解決の第一のメリットは、法的に下された決定（判決）が強い拘束力を持つため、解決の結果が公的に承認され保障されることである。たとえば、患者が医療事故における病院側の過失について裁判で争った結果、病院側の過失が認められず病院への損害賠償請求も棄却された場合、それが判決として確定すれば、いかに患者自身が結果に不満でやりきれない思いを抱いたとしても、判決それ自体が患者の気持ちに左右されることはない（もちろん、そうした患者の思いをくんで、過失がないとされた病院が善意の見舞金を支払うことは自由である）。

　裁判による紛争解決のもう1つのメリットとしては、その結果が「裁判事例＝判例」として蓄積され、医療における紛争解決の有益な情報として社会に還元され得ることである。ただしこのことは、すべての紛争事例をパターン化し無機的に理解することへとつながる可能性も持っている。

　一方、裁判による紛争解決のデメリットとしては、第一に訴訟費用などのコストがかかることと、解決までに一定の時間がかかることである。後者の問題は、紛争事案をそれなりに時間をかけてじっくり議論できるという点で、必ずしも悪いわけではないが、医事紛争の結審まで数年を要することも稀ではないことを考えれば、当事者、特に患者側の精神的負担は大きい。

　デメリットの第二は、（これが最も重要であるが）裁判による紛争解決はほとんどの場合「どちらに非があったか」「どのようなレベルの賠償が妥当か」に審理が集中し、「なぜそのような事故が起こったのか」「これからの被害者にはどのような支援が必要か」といった当事者、特に患者が最も知りたいことに関する情報や示唆を得ることができない点である。つまり、当事者にとって本当に納得でき、安心できる紛争解決を、裁判は必ずしももたらさないのである。実はこのことが「裁判外による紛争解決」を促す契機となっている。

(2) 裁判外による解決（ADR）

①言葉の意味

　前述の「裁判による紛争解決」の持つ限界を克服するためには、紛争解決のプロセスが「なぜ」「どうして」「どうすれば」といった問いに答えるものでなければならない。それには、法という規範に当事者を合わせるのではなく、当事者がお互いに理解でき納得できる新たな規範を創造することが必要である。裁判外による紛争解決とは、端的に言えばそのような当事者間での合意規範を創造し、双方が納得できる着地点を見出すための「交渉」あるいは「コミュニケーション」を通じた紛争解決の過程である。

　裁判外による紛争解決というとき、近年 ADR（Alternative Dispute Resolution）という言葉が使われることが多い。言葉のとおり、代替的な（alternative）紛争（dispute）の解決（resolution）であるから、ADR がそれ自体、ある特定の解決方法を指しているというより、当事者同士の直接的な話し合いや第三者による仲裁を介した解決方法など、司法的介入に依存しない紛争解決全般を想定していると考えてよい。

②裁判外による解決の技法

　裁判外による解決が当事者同士の話し合いを基調にするとき、そこにいくつかの問題が発生する。まず、前述のとおり医療事故の当事者同士が冷静に話し合いのテーブルに着けるとは限らない状況では、単純に当事者同士の話し合いに委ねることは、かえって問題を複雑にし、相互の不信感を増長して、紛争を強める結果になりかねない。そこで、当事者同士の話し合いに任せる場合でも、専門的技術を持った仲介者あるいは調停者（メディエーター）が介在して、冷静で建設的な話し合いを促すことが望ましい。これが、紛争解決における「メディエーション」である。

　メディエーションでは、原則としてメディエーターは紛争解決策の提案や話し合いの方向性等に関する指示などは一切行わず、当事者同士の冷静で建設的な話し合いを促進することに専念し、当事者自身が問題解決の糸口を発見することを支援する。そのため、話し合いの場所や時間、雰囲気など、話し合いを促進するための環境設定が重要になる。

　医療分野のメディエーションは、医師や看護師など医療機関内部のスタッフのうち専門的な訓練を受けた人がその役割を担当する「院内型メディエーション」と、医療機関に属さない外部の専門的第三者による「院外型メディエーション」に分類される。しかし、専門的メディエーターの数はまだ十分ではないため、一般的には院内型のメディエーターによるメディエーションが採用される傾向にある。

　メディエーターの養成に関しては、社団法人医療メディエーター協会が、認定医療メディエーターの養成研修を行っている（同協会では、医療メディエーターを「医療対話仲介者」と称している）。

(3) その他

　医療事故の紛争解決では、前述の2つの方策以外にも、たとえば医療問題も一種の消費者問題であるという観点から、消費者相談におけるカウンセリングを通じて問題解決に至るという道もある。あるいは、紛争そのものを起こす代わりに、市民活動やNPO等を通じて、事故の背景にある医療上あるいは制度上の問題を追及するという方法も考えられる。こうした方法を可能にするためには、紛争の一方の当事者である医療機関が積極的に情報を開示し、患者や市民と同じ目線で問題を真摯に受け止めることが不可欠である。もし、あくまで自らの保身と保護のみを目的に情報提供や話し合いの機会を拒めば、結局患者は裁判という法的権威に訴えざるを得なくなるであろう。

3　紛争解決とクライシスマネジメント

　裁判によってであれ裁判外であれ、紛争を適切に、かつ双方にとって納得できる形で解決するためには、医療機関側の積極的な情報開示と、被害者の立場で事態を考える真摯な姿勢が極めて重要である。それは、患者に対する医療人としての最低のモラルであり、同時に医療機関のクライシスマネジメントを効果的に機能させる条件ともなる。

　クライシスマネジメントは、表面的な成果としては訴訟に適切に対応するとか、評判失墜を防ぐための対外的アナウンスメントといった形で現れる。しかし、あまり目に見える結果にのみ固執すると、医療機関全体の紛争解決という課題を通じた患者に対する思いやりや、真の意味での人権尊重に対する姿勢を低く評価させるシグナルになる可能性がある。こうした目に見えない社会や人々の関心や評価といった点に対しても適切なシグナルを送ることが、クライシスマネジメントのもう1つの大切な目的であり、そのような視点に立った紛争解決技法の選択と実施が望まれる。

第3章
病院のリスクマネジメント

1 病院における医療安全の概要
2 医療安全推進体制とその活動
3 医療安全推進の実際
4 医療安全の課題と対策
5 医療事故に対する取り組み

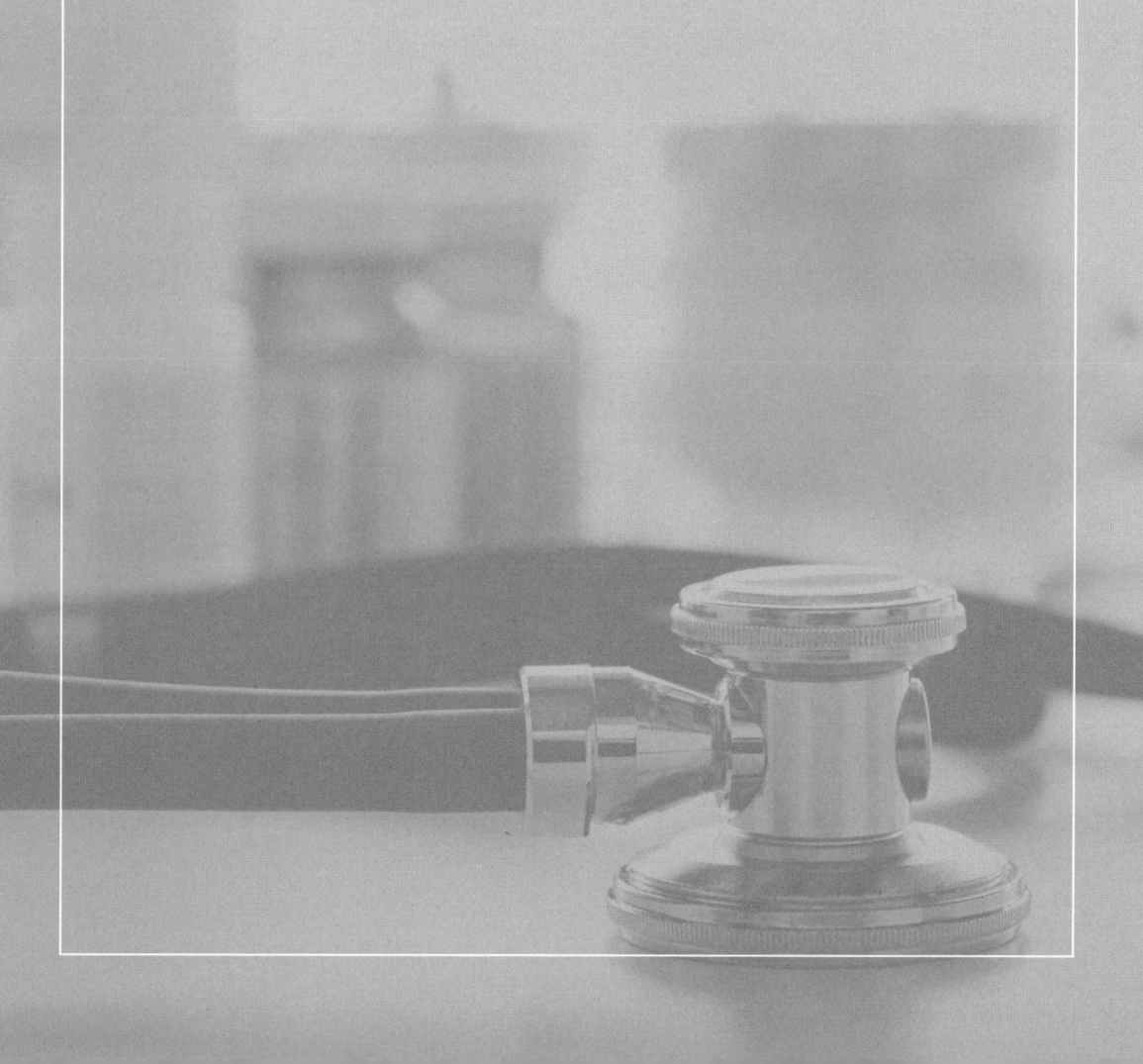

1 病院における医療安全の概要

1 危険回避から「医療安全文化の醸成」へ

　生命科学の発達や医療技術の進歩は、「医療は国民のもの」という意識とともに、国民の健康と医療界の情報公開に多大な影響を与え、安全な医療の構築に大きく貢献してきた。安全な医療は患者のみならず病院職員の強い願いでもある。医師をはじめとする医療従事者は現在の医療水準に照らして十分な診療を行うべき注意義務があるが、医療行為そのものには患者の健康障害などの医療事故を引き起こす不可避のリスクが常に内在している。リスクを完全に排除することはできないが、様々な医療現場でリスクを把握・分析して対応策を立てたり、その効果を検証することによって、医療事故を未然に防ぐことが可能となる。このようなリスクマネジメントは医療事故防止の有用な方策であるが、さらに医療の質も高めるので、患者や医療従事者に安全な医療環境をもたらしてくれる。病院におけるリスクマネジメントは、医療に関する事故防止や円滑な事故処理など危険を回避する有効な手段というより、「医療安全文化の醸成」に向けて病院が組織として取り組むべき重要な課題である。

2 医療事故の定義と分類

　医療事故（アクシデント）は、医療の全過程において発生する有害事象と定義されるが、その事象に関わる過失や過誤の有無は問わない。事象に関わる人には患者や家族ばかりでなく病院職員も含まれる。また、医療機器の不具合及び薬剤や病理組織標本の管理に関するトラブルなども医療事故といえる。主たる医療事故は人の身体的及び精神的な健康障害であり、転倒や転落、針刺し事故、暴言や暴力なども当然含まれる。なお、有害事象が発生しなかった事例はインシデント（ヒヤリ・ハット事例）と呼ばれ、広義の医療事故にはアクシデント（狭義の医療事故）とインシデントが含まれる。
　アクシデントは過失のある事故（医療過誤）と過失のない事故に分類される。さらに後者を医療行為の事故と医療行為以外の事故に、その中でも医療行為の事故は合併症とそれ以外の原因に分けられる。一方で、インシデントは医療行為などの実施の有無で分類される（表3-1）。

表3-1 医療事故（アクシデント・インシデント）の分類

アクシデント	過失のある事故（医療過誤）		
	過失のない事故	医療行為の事故	合併症など
			その他の原因
		医療行為以外の事故	
インシデント	医療行為などを実施していないもの（行為の前に気付いた）		
	医療行為などを実施したもの		

3　医療事故に対する基本的な考え方

(1) 事故の可能性を認識して組織として対応

「人は誰でもミスを犯す」「事故は起こるものである」ことを認識し、医療事故の可能性を常に意識して病院の職務を遂行することが重要である。事故発生時には、「誰が事故を起こしたか」ではなく、「何が事故の原因か」という視点に立ち、個人ではなく組織の問題として対応し、原因究明と再発防止を図る。医療事故を防止するには、医療現場で働く病院職員が主体的に「安全な医療」を提供したり、チームとして取り組むことが重要である。

(2) 医療の透明性を組織として確保

事故発生時に採るべき行動の3つの原則は、「隠さない（信用の保持）」「ごまかさない（正確な情報）」「逃げない（誠実な対応）」である。これらの原則に基づき、最善の方法で組織として当事者を医療事故から救済し、関係者に適切で誠実な対応をしなければならない。事故の情報を病院職員全員で共有して、再発防止に備える医療安全意識の高い職場環境を整える必要がある。

4　国の医療安全への取り組みと経緯

1999（平成11）年1月に横浜市立大学附属病院で患者取り違え事故、同2月に都立広尾病院で消毒薬静脈内投与事件が発生し、これを契機に国民の医療事故への関心が一気に高まった。

厚生労働省は2001（平成13）年4月に医政局総務課に医療安全推進室を、医薬局安全対策課に安全使用推進室を設置し、行政として医療機関における医療安全活動の推進や患者安全に資する情報収集・分析に取り組みはじめた。その直後に有識者からなる医療安全

対策検討会議が発足し、翌年には医療安全推進総合対策が策定された。

　2002（平成14）年度から医療法施行規則が改定され、有床診療所と病院に安全管理体制の整備が義務付けられ、診療報酬上も医療安全対策は減算対象（10点／日）となった。これによって、医療機関における医療安全活動の基盤整備が規定されるとともに、専任としての医療安全管理者の配置が求められ、各医療機関ではその規模と機能に応じて安全管理体制や医療安全に関するマニュアルの整備が進められた。

　また、2004（平成16）年4月の都立広尾病院事件に関する最高裁判所判決、2006（平成18）年2月の帝王切開中に妊婦が死亡した福島県立大野病院事件を契機に、「異常死」について様々な議論が行われた。2008（平成20）年6月に「医療安全調査委員会設置法案（仮称）大綱案」が取りまとめられ、異常死問題や医療安全体制をさらに推進するための検討が進められている。

② 医療安全推進体制とその活動

1　医療安全推進体制の基準

　厚生労働省がすべての病院と有床診療所に安全管理体制を義務付けたため、当該医療機関はその整備を進めてきた。病院の医療安全を推進する体制やシステムを構築するには、厚生労働省が2000（平成12）年8月に示した「リスクマネジメントマニュアル作成指針」や2002（平成14）年4月に策定した「医療安全推進総合対策」などが参考となる。

　後者では病院の医療安全確保に対する課題の解決策として、医療機関における安全対策、医薬品・医療用具などに関わる安全性の向上、医療安全に関する教育研修、医療安全を推進するための環境整備などの4点について詳細な提言がなされている。強力な組織と医療現場における指導力は、病院の医療安全推進に不可欠である。組織の構築とリスクマネジャーを中心とした安全活動が医療安全文化醸成の根幹といえる。

2　医療安全を支える組織と委員会

　国は医療安全確保のために、国、地方自治体及び医療関係者の責務を明確にしている。病院の医療安全における責務はすべての医療従事者個人にあるが、最終責任は管理者（病院長）に帰属する。そのため、組織の管理や体制整備を進め、見直しと改善を図りながら医療安全文化を醸成することが求められている。

　厚生労働省が示した指針や対策に基づく、病院の基本的な医療安全組織の例を図3-1に提示する。組織のラインは、病院長、安全担当の副院長を室長とする医療安全推進室、各部門のリスクマネジャーで構成される。これに様々な評価や提言を行う医療事故防止対策委員会、リスクマネジャー会議、院内医療事故調査委員会などの委員会が関与する構図となっている。医療安全推進室には医師、歯科医師、薬剤師または看護師のいずれかの資格を持ち、病院の各部門に対して横断的に安全管理を行う専任のリスクマネジャー（ゼネラルリスクマネジャー）が配置される。医療事故防止対策委員会は病院のすべての医療安全に関わる最高会議に該当するので、方針では委員長は副病院長とあるが、病院長が委員長となったほうがよい。その委員には医薬品や医療機器の安全管理責任者を入れる。さらに、医療安全の透明性と公平性を担保する目的で外部の有識者にも参加してもらうのが望

ましい。リスクマネジャー会議は医療現場と病院管理部の間で医療安全情報の交換や周知及び意見調整を行う委員会であり、実質的には医療安全推進において中心的な役割を果たすといえる。重大な医療事故が発生したときは、院長は外部委員を含む院内医療事故調査委員会を速やかに設置し、原因究明と対策を検討する必要がある。

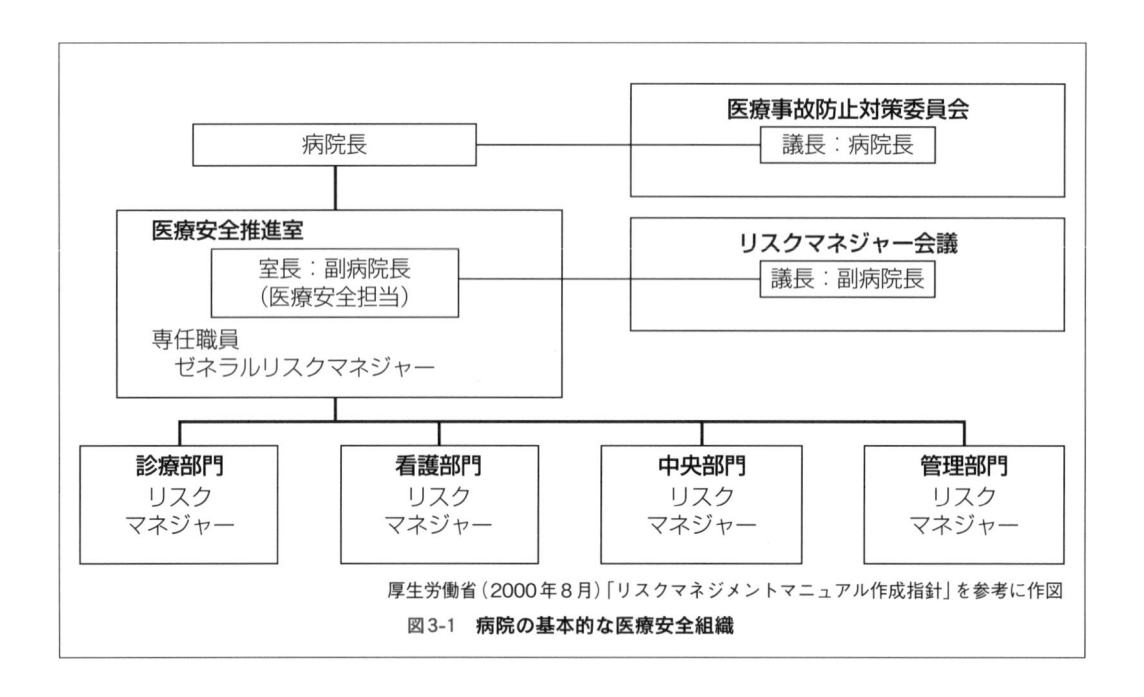

図3-1 病院の基本的な医療安全組織
厚生労働省(2000年8月)「リスクマネジメントマニュアル作成指針」を参考に作図

3 リスクマネジャーによる安全推進活動

　医療安全推進室においては、副院長を室長、専任リスクマネジャーを副室長として運用する病院が多い。専任リスクマネジャーは、室長の指導のもと、病院で一定の権限を有し、医療事故や問題点の調査と把握、安全対策の立案、対策の実施状況の調査と評価、関係者との意見調整、各種会議の資料準備、医療安全に関する院内広報誌の編集や情報提供など多種多様な業務を行う。医師や薬剤師、事務職員なども兼任して医療安全推進室の構成員となり、協力して業務を行うとともに、定期的に開かれる医療安全推進室会議に参加する。
　診療、看護、管理、中央の各部門にリスクマネジャーが配置され、部門における医療事故や安全推進を担当する。診療部門では診療科副部長、看護部門では副看護部長や看護師長、管理部門では事務系課長、中央部門では副部長や技師長などがリスクマネジャーとして活動することが多い。これらの職種の職員は各部門で権限があり、部門職員と良好な人間関係を構築することができるので、事故対策や安全推進を実施する際に効果的な指導を行うことが可能となる。
　主として専任リスクマネジャーと部門リスクマネジャーで構成されるリスクマネジャー

会議では、病院の安全施策や病院機能評価機構などの安全情報の周知、アクシデントやインシデント事例の評価と報告、院内安全情報の共有と対策の提言、部門における安全取り組みの報告などが議論される。この会議が有効に機能しなければ、病院の医療安全推進を図ることは困難である。

3 医療安全推進の実際

1 医療安全の5つのキーワード

　医療安全を推進するために必要な考え方として、患者中心の医療の実践、医療従事者の高い安全意識、失敗から学習する組織作りなどが提言されているが、医療現場では実施可能な具体的方策を身に付けることも大切である。医療安全は、様々な取り組みを通じて、互いによい影響を及ぼし合えば、徐々に向上すると考えられる。そこで、具体的に5つの取り組みについて提言する。

①事故報告と情報の共有
　アクシデントやインシデントの報告は医療安全の第一歩であり、報告の手順を明確に定めて周知しなければならない。事故を報告することによって、患者を適切に救済したり、事故の情報や評価結果を院内で共有することができるので、再発防止につながる。また、事故報告は単に患者だけでなく、医療従事者と報告者自身を保護する。報告によって、病院も事故の責任を負い、組織として対応することになるからである。情報の共有は安全意識の向上にも役立ち、医療従事者自らが医療安全の主体であることに自覚的となり、また事故が起こった場合にもしっかり報告するようになる。

②インフォームドコンセント
　患者中心の医療を実践するには、患者が自身で医療従事者から提案された医療行為を受け入れたり、選択するような医療環境を作る必要がある。患者と医療従事者の間に信頼関係が構築されていなければ、患者が自身で判断するための医療情報を提供することはできない。1997（平成9）年の医療法改定により、医療従事者は患者に対して「理解を得る努力」をしなければならないと義務付けられた。インフォームドコンセントは医療行為を実施するための必要条件ではなく、医療行為そのものなのである。

③チーム医療と連携
　患者の多様なニーズに1人の医療従事者がすべて対応することは不可能である。様々な職種の病院職員が連携して患者ニーズに対応するチーム医療を実践する必要がある。職種の異なる複数の職員が協議したり、判断することによって、安全で高度な医療の提供が可能となる。患者自身も医療チームの一員であり、病院職員と同じ目標を持つことが望まし

い。恒常的な連携を可能にするには、気軽に話しや相談のできる医療環境を整備しなければならない。

④診療録（カルテ）

カルテは効果的な診療を実施するのに不可欠であり、医療関係者間において情報を共有・伝達するのに最も有効な手段である。適切に記載されたカルテは病院の財産で、医療安全を推進するための重要な情報が含まれている。事故の調査は主にカルテの記載に基づくので、カルテに記載のない医療行為や病状は事実認定が困難となる可能性がある。正確で必要十分な記載内容は事故の原因究明を進め、患者及び当該医療関係者の救済や保護に有用な資料となる。

⑤教育・研修

医療事故から学習するために、安全対策を進める組織作りが大切である。全職員が重大事故の概要を共有できるようにしなければならない。病院は医療安全の教育と研修の機会を職員に与えると同時に、学習効果を検証する必要がある。病院には医療安全に関する年2回の講演会開催が義務付けられており、職員はこれに積極的に参加して、新しい医療安全の知識や技術を習得することが強く求められている。

2 医療安全に関する外部組織との連携

日本医療機能評価機構、医療安全支援センター、日本医薬情報センター、医薬品医療機器総合機構などは、医療の安全と信頼を高めるために設立された医療安全に関する外部支援組織である。その組織は、各々が設立目的に応じて病院の医療安全を支援している。また、重大な医療事故が発生したときは、必要に応じて、厚生労働省医政局総務課、各地方の厚生労働省厚生局、都道府県の健康福祉部または保健福祉部、所轄の保健所及び警察署などに速やかに報告する。報告を行わないと病院の医療安全に対する姿勢が問われかねず、適切な助言や指導を期待できなくなる。

3 暴言、暴力、セクシャルハラスメント

暴言や暴力、セクシャルハラスメントはもう1つの重要な医療安全の問題である。これは、医療関係者と患者及び家族間だけでなく、医療関係者間でも生じる。患者や家族による暴言や暴力は医療不信に起因するという考え方もあるが、彼らの倫理観や社会性の喪失が原因の場合もある。病気で苦しむ人々への配慮や自らの医療技術の未熟さに対する過剰な自己批判は医療従事者が抱きやすい特有の感情である。そのため、医療従事者は患者及び家族の暴言や暴力を自分のせいだと考えてしまいがちとなる。暴言や暴力はいかなる社会でも許容されるものではない。同様に病院でもこれらを甘受しないという強い姿勢を内

外に明示する必要がある。

　多くの病院では、患者などによる暴言や暴力に対して、警察所勤務経験者を警備員として雇用する、通報により職員が参集するホワイトコード体制を整備する、などの対策を行っている。医師法第19条による「医師の応召義務」の解釈にも賛否両論あるが、安易な診療拒否は法的あるいは社会的に強い批判を浴びる危険がある。職員間で情報を共有するためには、個々の事例を病院に報告する仕組みをしっかり構築して記録を集積するといった地道な努力が欠かせない。

④ 医療安全の課題と対策

　各病院で医療安全への効果的な取り組みが行われており、医療安全文化の醸成に向けて確実に前進している。医療安全の考え方や対策は時代背景や人々のニーズによって変化するので、常に国民の期待に沿えるように対応しなければならない。医療安全への改善に対する強い意識を持って継続的に取り組まなければ、医療安全文化を醸成することは難しい。現在、多くの病院では医療安全推進に向けていくつかの課題を抱えており、その対策を模索しているところである。

1　医療安全推進のコスト

　医療安全推進の体制整備や活動に必要なコストは基本的に病院の負担であり、医業収益からの持ち出しとなっている。完全な医療安全システムはなく、多大なコストをかけても医療事故をゼロにすることはできないが、だからといってコストをかけない姿勢は許されるものではない。2010（平成22）年度の診療報酬改定で医療安全加算が増額されたが、医療安全に関する診療報酬収入は全投資金額の約15〜20％に過ぎないといった試算もあり、これでは安全コストを捻出できない。個々の病院の負担軽減には、教育や研修などを医療圏単位で行い、安全文化を医療圏の視点から考える必要がある。

2　医療事故報告の形骸化

　インシデントは病床数の約10倍の報告数が望ましいという意見があるが、インシデントをいかに多く報告しても翌年のインシデントの数は減らない。インシデントが事故防止に有用であるという意識が徐々に薄れ、報告そのものが形骸化するからである。確かに勤務経験を重ねるにつれてインシデントの数は減るが、経験とともに安全意識が高まって初心者ならば気付かないような報告も増える。こうしたインシデントの報告を共有することができれば、医療従事者が安全意識の重要性に気付くようになり、重大な事故防止にも役立つ。単に報告するだけに終わらないよう、全職員参加で報告を評価して対策を立てる体制を整備しなければならない。こうした対策を行うことで、事故防止につながった事例を職員に周知できれば、医療事故報告の形骸化を防ぐことができる。

3　安全マニュアルの整備と現実との乖離

　医療事故が起きた場合に、原因究明と防止対策が行われて組織の不備が判明すれば、その当時の医療体制が改善され、安全マニュアルが改正される。しかし、マニュアルが改正されると、人の確認作業に防止対策の重点が置かれるようになり、診療行為が細部にわたって厳しく規制され、現実の診療との間に乖離が生じる。このように安全推進を目指すマニュアルが現実離れする危険があるので、マニュアルの改正には注意しなければならない。組織としての安全性が高まれば、マニュアルが単純化して量的縮小が図られる傾向にあるので、詳細で膨大なマニュアルがあるからといって、必ずしも安全文化が醸成されるとは限らない。

4　医療安全の教育・研修における負担軽減

　診療報酬や医療法の改正が行われると、病院は収益増加や医療環境整備に取り組まなければならなくなる。病院が算定基準を満たす組織の整備に取り組みはじめると、病院には多くの委員会が発足される。その結果、職員は委員会を運営したり、講演会や研修に参加しなければならなくなって負担が増えてしまう。そうした事態を避けるためには、受講者を把握して教育効果を確認することが大切で、未受講者の教育にeラーニングを取り入れるといった工夫も考えられる。年々増加する職員の教育・研修の負担を軽減して効果的な教育を進めるには、病院内に職員教育を統括的に行う部署が必要となる。

5 医療事故に対する取り組み

1 院内事故調査委員会の設置

　重大事故が発生すると、病院内で事故調査委員会が設置され、原因究明と防止対策が進められる。防止対策は実行した効果が評価されないと意味がないので、事故後の実態を検証するシステムが必要となる。委員の選出や調査方法といった事故委員会の設置についての提言はいくつかあるものの、現実には病院のレベルに応じた対策とならざるを得ない。委員会を設置できない病院もあり、事故の内容によっては関連する学会が事故調査を支援する体制も徐々に整備されているので、当該学会に相談するという方法もある。委員会は専門的な立場から原因を究明して対策を講じるのが本務であり、誰かを処罰する目的で設置されるものではない。民事裁判でも委員会の調査内容や結論を証拠として求められる可能性がある。病院は情報管理に配慮しなければならないものの、こうした裁判所の要求には真摯に対応する必要がある。

2 異常死と医師法第21条

　1999（平成11）年の都立広尾病院事件、2006（平成18）年の福島県立大野病院事件を契機に、「異常死」と医師法第21条にある「異常死の届け出義務」が大きく注目されるようになった。日本法医学会は異常死を厳格に定義しているが、日本外科学会は診療による合併症は異常死に含まないという立場であり、異常死の定義は法的、社会的に統一されてはいない。2008（平成20）年には「医療安全調査委員会設置法案（仮称）大綱案」が取りまとめられ、医師法第21条の法改正を含む議論が進んでいる。国や裁判所の明確な判断が示されるまでは現行の法解釈に従い、診療の過程で生じた死亡について明らかな病死と判断できない事例は異常死の可能性があるととらえ、異常死に遭遇したときの対策を病院としてまとめておく必要がある。

3 第三者機関への医療事故報告と公表

　厚生労働省は2001（平成13）年10月、医療安全対策ネットワーク整備事業（ヒヤリ・ハッ

ト事例収集等事業）を開始し、医療事故情報の収集と解析をはじめた。現在、全国の医療事故情報やヒヤリ・ハット事例は日本医療機能評価機構などの第三者機関が実施し、年々その報告数は増加している。しかし、すべての医療事故情報が報告されているわけではない。院内報告だけではなく、公的機関への報告が進まなければ医療の透明性は十分に担保されているとはいえないだろう。個々の病院においては、院内事故情報公表の基準を設け、インターネットを通じて包括的に医療事故を公表している施設もある。病院の診療情報管理と社会への事故説明責任のバランスを十分に考慮し、第三者機関への報告、公表に前向きに取り組む姿勢は社会から評価される。

第4章
医療リスクマネジメントの標準化とは何か
——ISOの考え方と指針

1 システムとしてのリスクマネジメント
2 リスクの新しい概念
3 リスクマネジメントの基盤と環境整備
4 リスクマネジメントプロセス
5 医療リスクマネジメント
補論 リスク対応の選択肢とは

1 システムとしてのリスクマネジメント

　組織がリスクマネジメントを行うためには、全職員が「リスクマネジメントとは何か」について共通の認識を持つ必要がある。各々の分野で最適と思われるリスクマネジメントを実践していても、それが別の分野で新たなリスクとなり、かえって組織全体のリスクを高めてしまうことにもなりかねないからである。

　2009（平成21）年11月、国際規格である「ISO31000:2009　Risk Management- Principles and guidelines（リスクマネジメント原則及び指針）」[1]が発行された。これは、品質、安全、環境などの各分野で適用されているリスクマネジメントに共通する考え方の枠組みとプロセスを定義したものである。それと同時に、リスクマネジメント用語を定義する「ISO Guide 73:2009 Risk management - Vocabulary（リスクマネジメント用語）」[2]が改定された。すでに、ISO31000：2009の解説書も発行されている[3]。

　ISO31000の序文には、「あらゆる業態及び規模の組織は、自らの目的達成の成否及び時期を不確かにする内部の及び外部の要素並びに影響力に直面している。この不確かさが組織の目的に与える影響がリスクである」とし、リスクマネジメントはそのリスクに対応するための組織における「体系的かつ論理的なプロセス」と記されている。

　「ISO Guide 73:2009」では、リスクマネジメントを「リスクについて、組織を指揮統制するための調整された活動」と定義している。リスクマネジメントとは、図4-1のように、経営目標の達成に影響を及ぼすリスクに対して、最適に対応するための枠組みと、そのプロセスを運営・管理する組織の活動全体を含んでいる[4]。

システムとしてのリスクマネジメント ❶

出典：野口和彦（2009）『リスクマネジメント──目標達成を支援するマネジメント技術』日本規格協会、p.45.図3.1

図4-1　ISO31000の構造図

　図中の「指令及びコミットメント」とは、組織のリスクマネジメントを指揮統制するために発せられる経営者（層）の指令や命令のことである。この指令や命令からはじまって、リスクマネジメントを実施する枠組みの設計、リスクマネジメントの実践、枠組みの監視及びレビュー、枠組みの継続的改善という、リスクマネジメントの枠組みであるPlan-Do-Check-Act（PDCA）のサイクルが循環的に繰り返される。このサイクルは、実践されるリスクマネジメントのプロセスと連動している。

　リスクマネジメントのプロセスは図4-2のような構成で、「組織の状況の確定」「リス

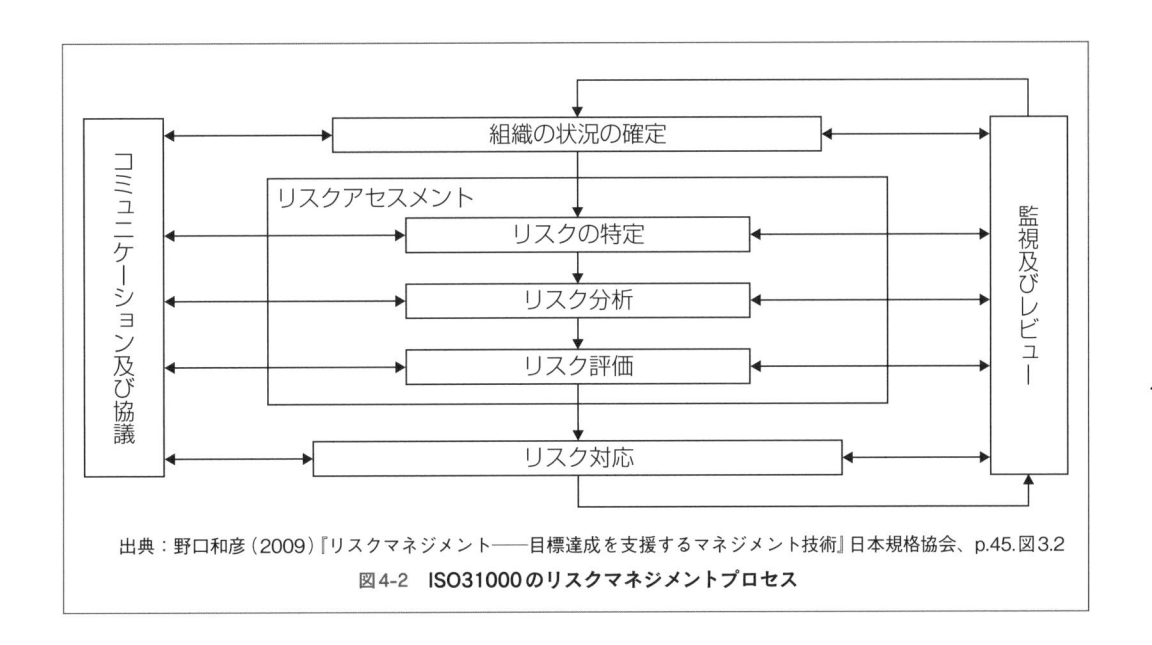

出典：野口和彦（2009）『リスクマネジメント──目標達成を支援するマネジメント技術』日本規格協会、p.45.図3.2

図4-2　ISO31000のリスクマネジメントプロセス

クアセスメント」「リスク対応」「監視及びレビュー」の4つのプロセスが循環する仕組みである。その中の「リスクアセスメント」には、リスクの特定、リスク分析、リスク評価の3つのプロセスがある。さらに、こうしたすべてのプロセスは「コミュニケーション及び協議」を伴う。

　リスクマネジメントには、組織全体から実務レベルまで様々な活動がある。ISO31000において、こうした活動は組織の目標達成を支援するためのシステムであると記されている。

② リスクの新しい概念

　システムとしてのリスクマネジメントを考えるには、リスクの概念について確認しておく必要がある。「ISO Guide 73:2009」では、リスクは「目的に対する不確かさの影響」であると定義されている（表4-1）。それ以前の「ISO Guide 73:2002」には、「ある事象の発生確率と事象の結果の組み合わせ」がリスクの定義であると注記で説明されている。

表4-1　リスクの定義

ISO Guide 73:2009　Risk management－Vocabularyの定義
1.1　リスク　　目的に対する不確かさの影響
注記1　影響とは、期待されていることから好ましい方向/又は好ましくない方向にかいり（乖離）することをいう。
注記2　目的は、例えば、財務、安全衛生、環境に関する到達目標など、異なった側面があり、戦略、組織全体、プロジェクト、製品、プロセスなど、異なったレベルで設定されることがある。
注記3　リスクは、起こり得る事象、結果又はこれらの組み合わせについて述べることによって、その特徴を記述されることが多い。
注記4　リスクは、ある事象（周辺状況の変化を含む。）の結果とその発生の起こりやすさとの組み合わせによって表現されることが多い。
注記5　不確かさとは、事象、その結果又はその起こりやすさに関する、情報、理解又は知識が、たとえ部分的にでも欠落している状態をいう。

出典：「ISO Guide 73:2009　Risk management－Vocabulary」（英和対訳版）p.2-3.

　改定されたリスクの概念は、組織の到達目標と実際の状況との乖離（ばらつき）のことである。前者は財務や安全衛生、環境などの側面において、戦略や組織全体あるいはプロジェクトなどのレベルで設定されるもの、後者は起こり得る事象やその結果の起こりやすさがわからないことで生じるものである。この乖離には、好ましい／好ましくないという双方向が含まれている。

　例えば、図4-3のようなリスクアセスメントの結果が得られたとする。

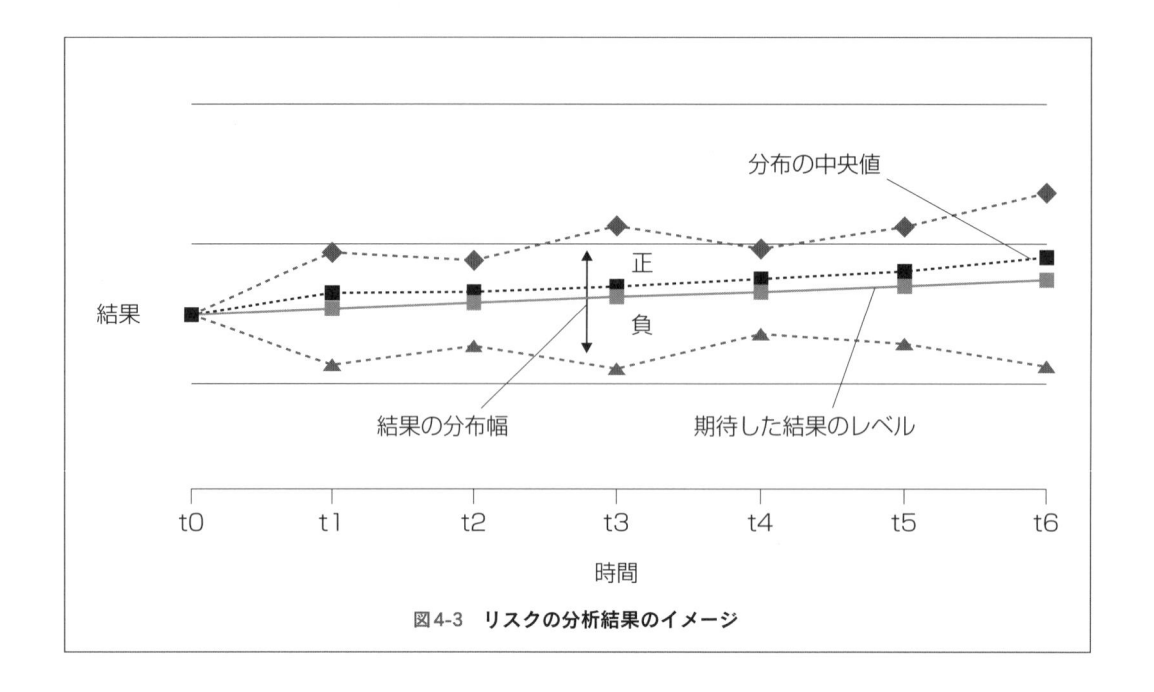

第4章 医療リスクマネジメントの標準化とは何か──ISOの考え方と指針

図4-3 リスクの分析結果のイメージ

「結果の分布幅」はt1からt4の期間に拡縮を繰り返していたが、t5とt6の期間は分布が拡大していた。結果の「分布の中央値」は、全期間を通して「期待した結果のレベル」を上回っていた。リスクアセスメントとは、このような分析結果を判断し、これまでに実施した対応を検証して、今後どうすれば組織の目標を達成することができるかについての意思決定を支援するものなのである。

※1 ただし、安全管理の分野では、リスクは「危害の発生確率及びその危害の重大さの組み合わせ」と定義されている。危害とは「人の受ける身体的障害もしくは健康障害、又は財産もしくは環境の受ける害」であり、好ましくない影響をリスクとしている（ISO/IEC Guide 51：1999）[5]。

③ リスクマネジメントの基盤と環境整備

1　組織を取り巻く内外の環境把握

　リスクマネジメントに取り組むには、組織内外の状況を把握して、その変化が及ぼす影響について理解し、その認識を組織全体で共有することが前提となる。

　把握する対象は組織の外部と内部の状況に大別することができる。組織の外部環境とは、社会・経済・文化・法律・技術・自然・環境などの変化である。一方で組織内部の状況には、組織のガバナンス・体制・資源や知識などの能力・意思決定プロセスなどがある。さらに、外部・内部のステークホルダーの価値観や認識は、組織の目的達成に影響を及ぼす。

2　リスクマネジメントの基盤整備

　リスクマネジメントが有効に機能するためには、リスクマネジメントの枠組みを設計してプロセスを実践し、その持続的な改善のためのPDCAサイクルが回るように、組織内部の環境を整備・維持しなければならない。

　リスクマネジメントを行う際には、組織の規定に従った活動として、組織目的の明示、リスクマネジメント方針の策定と周知、実施体制の整備、責任及び役割と権限の明確化、必要な資源の配分、実効性の確保などを位置付けるのが重要である。

　それと同時に、経営者（層）の役割が重要となる。経営者は①リスクマネジメント方針を明示し、②その目的及び達成度指標を組織としての目標及び戦略に整合させ、③各階層にリスクマネジメントへのアカウンタビリティと責任を割り当て、④法律及び規制の遵守を確実にし、⑤実施に必要な資源配分を確保しなければならない。マネジメント全体を適切な状態にするために、経営者は強力かつ持続的にリスクマネジメントに関与する必要がある[3]。

　また、すべてのステークホルダーに働きかけて、リスクマネジメントの重要性や必要性を理解してもらうのも経営者の役割である。ステークホルダーとは、組織の「意思決定もしくは活動に影響を与え、影響されることがある又は影響されると認知している、あらゆる人又は組織」[2]のことである。

4 リスクマネジメントプロセス

　先述したように、枠組みを設計したリスクマネジメントを、実際の業務に組み込んで実施するのがリスクマネジメントプロセスである。以下、そのプロセスの詳細について順を追って説明する。

1 組織状況の確定

　まずはじめに、組織状況を確定しなければならない。その事項には、組織を取り巻く内外の状況把握、リスクマネジメントプロセス状況の確定、リスク基準の決定などがある。
　最初に、枠組みを設計することで、組織の目的達成に影響を与える外部や内部状況の変化を把握する。次に、組織の各レベルで行っているリスクマネジメントの現状を把握し、活動目的、戦略、適用範囲を明らかにする。
　リスクマネジメントを行うには、リスクの重大性を評価する組織基準が必要になる。組織が採用するリスク基準には、組織の価値観や目的、資源などが反映されるが、法律や規制の要求事項、あるいは組織の課している基準が優先される。

2 リスクアセスメント

　リスクアセスメントは、リスク特定、リスク分析、リスク評価というプロセスがある。
　リスク特定とは「リスクを発見、認識及び記述するプロセス」[2]である。有形無形のリスクの源、影響を受ける領域、発生する一連の状況、その原因と起こる可能性がある結果を特定する。この段階では、「組織状況の確定」で把握した、組織の諸目標達成に影響を与えるかもしれない事象について包括的、網羅的に取り上げることが重要となる。その際には、特定のリスクに対応することで他のリスクが変化したり、リスクの波及や累積によって認識していないリスクが顕在化するということを想定して検討する。
　リスク分析とは、リスク対応に関する意思決定を支援するために、特定したリスクの影響とその起こりやすさを定性的・定量的に分析・検討することである。結果と起こりやすさ、その組み合わせからリスクレベルが決定される。リスク分析には様々な手法があるが、情報の種類、形態、分析手法が目的に沿っているか、リスク基準の要求事項を満たしてい

るかを確認する必要がある。
　リスク評価とは、リスク分析で定性的・定量的に示されたリスクの重要性（リスクレベル：結果と起こりやすさの組み合わせ）を、組織のリスク基準と比較して、リスク対応が必要なリスク、対応を実施する優先順位などの意思決定を支援する。法規や社会的要求を満たすことが求められるが、新たな対応は行わないこともある。

3　リスク対応

　リスク対応とは、リスクアセスメントの結果に対して、どう対応するかの意思決定、選択した対応の実践、実施された対応の効果の確認と評価、評価に基づく対応策の修正・追加の検討を行うプロセスである。ISO31000には、リスク回避、リスク源の除去、リスク共有の他に、あえてリスクを取る／増加させる、あるいは何もしない（リスクの保有）、起こりやすさや結果を変えるという選択肢が示されている[3]。
　選択肢を選定する際には、対応によって導き出される便益と、実践に要する費用と労力を比較する必要があるが、もちろん法律、規制、その他の社会的責任の要求事項の遵守が優先される。

4　監視及びレビュー

　監視及びレビューとは、定期的または臨時にリスクマネジメント活動のパフォーマンスレベルを継続的に点検、監督、観察し、リスクマネジメント活動の適切性、妥当性、有効性を検証するプロセスである。この過程で、リスクマネジメントの枠組みやプロセス、対応策などの継続的な改善につながる変化を検出したり、情報を入手することができる。
　これらの結果は記録されて適切に外部・内部に報告されるので、枠組みをレビューする際に活用することが望ましいとされている[3]。
　ちなみに、監視及びレビューは（最高）経営者が関与することで実効性が担保される。

5　コミュニケーション及び協議

　コミュニケーション及び協議とは、リスクの運用・管理について、組織がステークホルダーに対して継続的に情報の提供・共有・取得を繰り返して行う双方向のプロセスである。
　ステークホルダーの考え方や価値観の把握、リスクマネジメントプロセスへのステークホルダーの意見の反映、ステークホルダーへのフィードバックを通して、内外のステークホルダーとリスク及びリスクマネジメントへの理解を共有する。

5 医療リスクマネジメント

1 医療機関としての組織目的

　体系的かつ論理的なプロセスとして示されたリスクマネジメントの概念を、医療活動において整合させるにはどうすればよいのであろうか。
　まず第一に、リスクマネジメントを活用して達成を支援する組織の目的についての認識を共有する必要がある[6]。医療機関の組織目的と社会的責任は、「良質かつ適正な医療を、効率的に提供する体制の確保」（医療法第1条）と「医療の安全の確保」（同第6条の9）に集約される。
　これらについて、全日本病院協会は以下のようにまとめている[7]。

最善の医療
・患者の心身の苦痛を軽減・除去し、健康や機能を維持・回復・増進するために、可能な限り、その時点で最も有効と思われる医療を提供すること。

社会資源としての病院の責任
・個々の病院における継続的な提供、地域連携による継続的な提供、医療から介護や社会復帰に至る継続性の確保。
・病院を科学的かつ組織的に運営し、それぞれの機能に応じて、良質かつ効率的に医療を提供すること。

　厚生労働省医療安全対策検討会議は2002（平成14）年4月、医療の安全の確保について、「医療に内在するリスクを管理し、患者の安全を確保する」ことに重点を置き、「『リスクマネジメント』を『医療安全管理』と同義として用いる」と概念整理を行っている[8]。それ以降、リスクマネジメントの目的は医療事故の防止や患者の安全確保であるとして、医療関係者に広く認知されている。

2 リスク基準の設定と資源配分

　次に、医療におけるリスクマネジメント活動で留意すべき点は、リスク基準の設定と資

源配分であろう。

医療機関自らが設定するリスク基準は、「高度で専門的な社会サービスを、良質かつ適正に、安全を確保して、効率的かつ継続的に提供する」という社会の要求事項を下回ることはできないが、社会の要求基準とは異なる下記の3つの視点がある。

①法令・規制・ガイドラインなどの要求事項として、現時点の技術水準、社会的合意で要求されるリスク基準。
②多様化している国民(患者)の意識が求める「安全」と「安心」の水準。
③プロフェッショナルとしての行動基準や規範、独立性の高い専門職集団が想定する職業倫理と組織文化としての「安全」の水準。

これらを勘案して、自らの組織にとって実行可能かつ法令などの要求を満たすリスク基準を設定する必要がある。

リスクマネジメントの枠組みとプロセスの実践には、あらゆるレベルで組織の取り組んでいる内容が投入される。人員、技能、経験及び力量といった人の要素、リスクを管理運用するためのマネジメントプロセスや方法及び手段、文書化されたプロセス及び手順、情報及び知識のマネジメントシステムといった組織の要素、教育訓練プログラムのようなサポート体制など、適切な資源を確保することで、リスクマネジメントの実効性が確保される。

3 システムとしての医療リスクマネジメント

先述した通り、医療機関に対する社会の要求事項は「高度で専門的な社会サービスを、良質かつ適正に、安全を確保して、効率的かつ継続的に提供する」ことであり、これが組織の達成すべき目標となる。

こうした目標を達成するうえで影響があると考えられる医療機関の内外の状況には次のような特徴がある[9]。

①人と人の間で生産と消費が同時に行われるサービスを提供している組織であり、組織のすべてがその瞬間に凝縮される。
②法令・ガイドライン、職業倫理、組織文化などの多重の有形・無形の規制がある。
③医療の不確実性は、結果への不確かさに影響を与える。
④人の流動性が高く、技術は急速に進歩し、施設・設備は劣化するため、組織能力の変化が速い。
⑤専門職種としての個人が負う医療行為の責任と、組織としての意思決定の権限と責任が

交錯する。
⑥緊急対応が常態化している組織であり、平常のリスクマネジメントと危機対応（クライシスマネジメント）への移行と復帰を切り替える頻度が高い。

　こうした特徴を把握することで、自らの組織に課せられた目的を明確にすることができる。それによって、組織の内外の状況を考慮する、目標水準を設定する、そのベストプラクティスを目指すといった改善を実行するのである。そのためには、経営層が責任を持ってそのプロセスに関与し、承認を与えることが重要となる。

※2　組織の経営においては、コスト（in put）が成果（out put）を上回れば、組織の存続に負の影響を与える。しかし、必要なコストをかけなければ期待されている成果を生み出せず、結果として組織の存在価値に負の影響を与える。医療リスクマネジメントにおいて、医療安全が重視されているのは、組織目的を達成する基本的要因であり、その成果が組織の存続に与える影響が大きいためである。

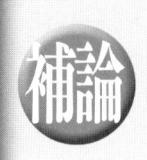

補論 リスク対応の選択肢とは

1 リスクに対する対応方法の種類

ISO31000[1]では、リスクの対応方法を7つに分類している。「ISO Guide 73:2009」[2]の用語定義と合せて、その分類についてみてみよう。

①リスクの回避：リスクが生じるような活動は行わない、継続しないという意思決定。
②リスクを取る／増加させる（リスクの受容）：ある機会を追求するために、あえてリスクを取るという情報に基づいた意思決定。
③リスク源の除去。
④起こりやすさを変える。
⑤結果を変える。
⑥リスクの共有：他者との間で合意に基づいてリスクを分散する。リスク移転はリスク共有の一形態。
⑦リスクの保有：あるリスクによって起こり得る利益の恩恵、または損失の負担を受容する。

ISO31000において、リスクは目的に対する不確かさの影響とされている。好ましくない影響への対応だけでなく、好ましい影響への対応も考慮した行動が想定されているのである。

JISQ2001：2001によると、従来のリスクを好ましくない影響としてとらえた場合の対応には、①リスク低減（risk reduction）、②リスク移転（risk transfer）、③リスク保有（risk retention）、④リスク回避（risk avoidance）——の4種類がある[5,10]。これらの対応方法は、ISO31000の7つの対応に含まれる。

2 代表的な4種類のリスク対応方法

①リスク低減（risk reduction）

リスク低減とは、JISQ2001において「特定のリスクに関する確からしさ若しくは発生

確率、好ましくない結果又はその両者を低減する行為」と定義されている。これは、ISO31000でいう「起こりやすさや結果を変える」のうちの好ましくない結果への対応である。すなわち、対象となるリスクが発生する確率を低下させる、リスクが顕在化した際の影響の度合いを小さくするといった対策のいずれかもしくは両方を実行するということである。

　一般的には、教育訓練やマニュアルの見直しといった業務の実践部分での能力強化や標準化、人員配置や手順の見直しなどの業務の運用自体の改善、安全システムや装置などの改善や新規導入などの設備投資を行う。

　その際には、リスク低減対策を導入することで、新たなリスクにつながる可能性に留意する必要がある。ある分野の業務手順の変更は、関連する他の業務の手順にも影響を及ぼしかねない。新システム導入による機械の故障、システムの存在による人間側のリスクセンスの鈍化など、別のリスクの増大も予想される。

　法令などで要求されているリスク低減対策は、組織の状況にかかわらず実施しなければならないが、そのために必要な資源を確保する必要がある。

②リスク移転（risk transfer）あるいはリスク共有（risk sharing）

　ISO31000において、リスク移転はリスク共有の一形態で、リスク共有には契約及びリスクファイナンシングを含むとしている。

　JISQ2001には、リスク移転について「特定のリスクに関する損失の負担を他者と分担すること」と定義されている。その備考として、保険その他の契約によってリスク移転が行われる、新しいリスクの創出または存在するリスクを変化させることで、リスクを移転する場合があると説明している。また、リスク要因の移動はリスクの移転ではない、法律や規制でリスク移転が制限、禁止または命令されることがあるとしている。

　このように、リスク移転またはリスク共有の一般的な対応方法には、保険をかける、引当金や積立金を設定する、金融機関と臨時の融資枠の契約をするといった金銭的な対応策がある。

　他者との合意に基づいてリスクを移転あるいは共有するので、その対象は発生確率が小さくて結果の影響が大きいものとなる。また、保険加入のモラル・ハザードのように、リスクを共有／移転できるという認識がリスクに対する心構えに影響を及ぼすことは認識する必要がある。

※3　ここでいうリスクファイナンシングとは、財務面の結果が発生した場合に、対応のための資金を臨時的に提供する取り決めのことである[2]。

③リスク保有（risk retention）

　リスク保有は、JISQ2001において「特定のリスクに関する損失の負担の受容」と定義される。認知されないリスクの受容を含み、保険または他の手段での移転は含まないとして

いる。また、受容の度合いやリスク基準への依存度合いは様々である。

「ISO Guide 73:2009」では、「起こり得る利益の恩恵又は損失の負担」となっているが、あるリスクがもたらす利益や損失に対して、組織が現状の対応策を変更しないという意思決定を行うということである。組織の様々な制約から対応策を講じることができない場合も含まれる。

ただし、状況は絶えず変化していることから、特定のリスクを保有すると判断した根拠を明らかにし、そのリスクをモニタリングし続ける必要がある。

④リスク回避（risk avoidance）

リスク回避の定義は、「ISO Guide 73:2009」において「ある特定のリスクにさらされないために、ある活動に参画しない又はある活動から撤退するという、情報に基づいた意思決定」となっている。さらに、リスク評価の結果や法令や規制上の義務に基づく場合もあると注記されている。

すなわち現状では、リスク低減もリスク保有もできない／許されない場合には、リスクが発現する要因を除去することによってリスクを回避するという選択を行うのである。例えば、医療の分野では、禁忌や適用制限などでリスク要因となる物質の使用を避ける。この場合も情報（学術的なエビデンス）が判断の根拠となっている点に留意したい。

3　対応方法の選択

リスクへの対応方法の違いを理解したうえで、その選択について検討しなければならない。例えば、リスク低減対策においては、対策に投入する資源より、対象となるリスクの低減効果が大きいかどうかがその判断の基本となる。しかし、リスクの種類によっては、法令や規制によって対応方法が指定されていたり、社会的な要請として特定の対応が求められる場合もある。

一般的にリスク対応策を選定するときには、注意事項として、対策の費用対効果、対策の実効性の評価、対策を考えるステークホルダーの視点、経費や技術の限界などが挙げられる[4]。

リスクの種類によって、これらの比重は異なるが、安全に関する分野では、対象者の安全を確保する視点から、実効性の評価が高い対応策の選択が優先されることが多い。繰り返しになるが、どのような根拠でその対策を選択したかについて、関係者の理解を得たうえで、的確に実施するだけでなく、その後の対応を再評価するためにも明確に記録しておく必要がある。

第5章
精神科医療のリスク／クライシスマネジメント

1 精神科医療・看護におけるリスクマネジメントの概要
2 安全問題の実際、医療事故の現状①――自殺及び自傷行為
3 安全問題の実際、医療事故の現状②
　　――転倒・転落・誤嚥・窒息など不慮の事故
4 安全問題の実際、医療事故の現状③――他害行為
5 安全問題の実際、医療事故の現状④――誤薬
6 安全問題の実際、医療事故の現状⑤――無断離院
7 課題と展望

1 精神科医療・看護におけるリスクマネジメントの概要

1　わが国の精神科医療の実態

　2009（平成21）年度の「医療施設調査」によると、精神科を主たる診療科とする精神科病院は1,083施設（全病院の12.4％）、病床数は約34万8,100床（人口10万人当たり273.0床）である。施設規模をみると、全体の6割近くが200床以上の病院であるのに対して、100床未満の施設は5％程度（一般病院は約35％）であり、一般病院と比べて比較的規模の大きな施設が多いことがわかる。

　精神科医療の特徴は、平均在院日数の長さである。2009（平成21）年度の「病院報告」によると、精神科病床の平均在院日数は307.4日（一般病床18.5日）であり、近年は短縮傾向にあるが、患者は依然として長期間病院に入院しているのが実態である（図5-1）。

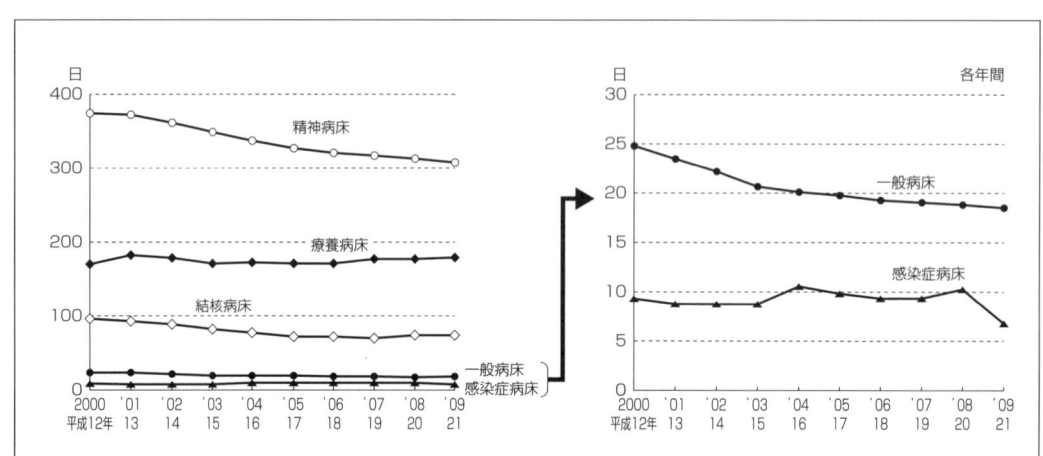

注：1）「一般病床」は、平成10～12年は「その他の病床」のうち「療養型病床群」を除いたものであり、平成13～15年は「一般病床」及び「経過的旧その他の病床（経過的旧療養型病床群を除く。）」である。
　　2）「療養病床」は、平成12年までは「療養型病床群」であり、平成13～15年は「療養病床」及び「経過的旧療養型病床群」である。

出典：厚生労働省『平成21年度病院報告』

図5-1　一般病床と精神科病床の平均在院日数の推移

2 精神科における「リスク」と「医療安全」——一般他科との違い

(1) 病状による受療行動の違い
　　——スタート地点におけるリスクの意味の違い

　精神科に入院する人の約半数は、自らが同意、納得したうえでの受診・入院ではなく、家族や職場など周囲からの「要請＝強制」による受診・入院である。こうした精神科的症状の患者は、自らの病気を自覚するのが難しいからである。もちろん、統合失調症をはじめとする症状の患者が病気に対する自覚（＝病識）を持っていないわけではないが、傾向として周囲からの「要請＝強制」による入院のケースがみられる。

　入院診療場面では、患者本人が治療者側に対して「拒絶」「不信」を感じて批判するようになったり、患者と治療者の関係性を維持できなくなるといったリスクが想定される。

・拒絶→入院への強い抵抗→力ずくでの拒否→暴力のリスク
・不信→治療者側との信頼関係が取りにくい→服薬などへの拒否→症状の一層の悪化

　このように、「拒絶」や「不信」という入院初期における患者本人の意識や態度は、その後の治療過程に大きな影響を与えることがある。そのため、患者の「拒絶」や「不信」はリスクとしてマネジメントする必要が出てくる。

(2) 入院形態の違い

　患者の医療と保護を規定する精神保健福祉法において、患者の「入院形態」には大きく分けて次の3つがある。

・自発的入院としての「任意入院」
・非自発的（＝強制入院）としての「医療保護入院」
・都道府県知事による医療と保護のための「措置入院」

　約半数を占める「医療保護入院」には、臨床的には上述した「拒絶」「不信」というリスクの他にも、「納得していない治療を受けさせられた」と感じて、後日、病院を対象に損害賠償を請求してくる事案もある。

　こうした事態を避けるためには、保護義務者と密に連絡を取りながら、経営管理者も治療の進行に注目する必要がある。また、精神科治療における本人同意による「任意入院」については入院手続きが簡素であるが、単身世帯による高齢者の入院事案も昨今増加している。継続的な入院費の支払能力の他に、長期化していくベッド占有の問題、地域での退

院生活を設定するのに多くの医療資源を投入する必要性など、病院としての取り組みの方向性を全体で確認する必要がある。

3　精神科治療におけるリスクのトレードオフ構造

　精神科医療におけるリスクの特徴は、その医療内容の特殊性に大きく依存する。つまり、一般医療においては当然のこととして受け入れられる医療の安全性確保や地域との関係などが、しばしば患者自身の安全や保護と相反することがある。いわばリスクのトレードオフ関係の存在である。特に、以下の3層が重層化して複雑な構図になっていることが、精神科治療におけるリスクである。

①安全と人権とのトレードオフ関係
　患者の行動制限をできるだけ少なくして本人の自律を促す考え方に正面から反対する治療者はいない。その一方で、自傷・他害のリスクなど、重大事故が発生するようなケースはたとえ稀有であったとしても、入院中の患者すべてについて一定の監督と管理を実施しなければならない。「所持品をチェックする」「病棟内に持ち込める品物を限定する」「危険物を持ち込ませない」といったように、手荷物検査、ボディチェック、金属探知機での検査など、病院という場で人権上の侵害に近い行為も実施する必要がある。昨今の深刻な患者暴力事件をみると、そうした病院側の自衛策を単に人権問題として指弾することはできなくなっている。
　いずれにせよ、患者の人権を守りながら治療を円滑に進めるためには、入院時に様々な約束を交わす必要がある。医療者や事務職員が応接する際には、「申し訳ありませんが、所持品確認などの制限をお守りいただくようご協力願います」といったような、患者を尊重する姿勢が重要となる。

②患者と家族のトレードオフ関係
　医療保護などの非自発的な入院形態が意味するように、本人にとっては「心外だ」と思えることから治療がはじまることが多い。また、本人の暴力や迷惑な行動について家族が辟易しているケースも増えている。認知症のようにやむにやまれず家族内での介護が困難になったというわけではなく、疎遠な家族関係から「退院してもらっては困る」と明確に患者の受け入れを拒絶する家族もいる。

③病院と地域のトレードオフ関係
　地域にとって「開放化」はリスク増大の要因である。正直にいえば、法の理念は建前でしかない。最近は、子ども好きな患者が登下校中の子どもに声をかけただけで防犯係が飛んでくる状況である。ひとりごとを言って歩いているだけで通報されるケースこそなくなったが、「○○病院の患者だろう」という目で絶えずみられているのが現実である。総

合病院や大学病院の精神科や障碍児・者の施設については「ないほうがよい」と思われているのが実態である。「できるだけ閉じ込め、危険要素を外に出さないでもらいたい」という拘禁型の収容を望む声が増えているなかで、人権を尊重しながら障害を抱えた者との共生社会の実現を目指していくことは、精神科医療の最大の課題であり、そのためにも地域社会においてリスクマネジメントは重視されなければならない。

2 安全問題の実際、医療事故の現状① ―自殺及び自傷行為

　精神科医療における医療事故の事例をいくつか紹介しながら、具体的な対応（リスク及びクライシスマネジメント）を提示してみたい。

1 事前対処には治療契約を明確に

　「自殺率」の高さが社会全体で問題視されているが、入院中の患者についても院内及び外出・外泊中に同様の行為を行い、救急病院に搬送されるケースが多い。
　もともと精神病状の中核には、他者や周囲の世界から自分がおびやかされる、侵入されるという被害感や自分を責める自罰的、自責的な傾向が顕著なので、このリスクをゼロにするのは基本的には困難である。
　院内で盛んにリストカットと称して試し傷を付ける事例も増えている。入院時に、そうした行為に及んだときにどうするかという「約束事」を交わすのが通例である。特に常習的な行為であれば、不用意な介入がかえって患者側の期待に応えることになり、連続的な自傷行為への引き金になり得る。そのため、最小限の処置で済ませて、そうした自傷行為をあえて話題にしないといった関わり方の基本をチームで決める必要がある。回数が頻繁な場合には、個室を利用するなど「行動制限」を開始することをあらかじめ本人、家族に伝えて、了解を取っておかなければならない。
　思わせぶりな行為ではなく、本格的な自傷行為へと展開していく事例もあるので、単なるリストカットと考えて見逃してはならない。医療者側の注意と観察には限界があることも含めて、隔離するなどの対処が必要であることを家族に伝え、了解を得る必要がある。
　その際には、患者の現在の状態、行為の危険性（回数や重症度など）、行動の制止具合について話し、必要な行動制限であることを説明する。「結果」ではなく、本人の状態を観察・対処した「経過」のうえでの判断であると説明することが肝心である。後々、治療を進めていく際に、この経過説明を遵守していたかどうかが家族側の信頼感、不信感を分かつ分岐点となる。

2 行動制限を開始するか否かを判断

　治療の方向性としては、本人への保護と観察の密度を上げるために「隔離室・個室」を使用する場合と、あえて制限せずにその経過をみる場合がある。

　家族の中には、精神科の隔離室に対して強い抵抗や嫌悪感を覚える人もおり、事前に説明しても、いざ使用する段になって「やめてください」と拒否する家族もいる。また、本人自身が一定の病識や内省の力を持っているケースもあり、同様の行為に対して一律に対応することはできない。

　リスクマネジメントという観点から、本人の健康度の評価がそのまま「行為の自由さ」をある意味保障することになる。それと同時に、保護義務者の拒否によって行動制限できない場合、行動制限を行うと訴訟にもなり得るので、必ず治療者側は本人、家族に説明しなければならい。

　自傷行為の危険性のある患者すべてが「医療保護入院」での強制入院とは限らず、むしろ自ら治療について同意して入院する「任意入院」のケースも実際は多い。精神保健福祉法上では、任意入院のケースには極力、「開放的な処遇＝行動制限の少ない処遇」が求められているので、自由に外出することを含めて常時監督下にあるわけではない。

　筆者の勤務する陽和病院（東京・練馬、以下当院）でも痛ましい事故として、外出中にビルから飛び降りて自殺を図った事例があった。行為の自由さを認め得ると判断しての「任意入院」なので、患者の自傷行為を完全に予防しようとしても病院の治療管理には限界がある。こうした限界を治療者側が認めることが、ある意味では最初のリスクマネジメントといえる。

　最近、都内の病院に長年通院していた患者が自殺希図を訴えて入院願を出したものの、「開放病棟しかないので入院できません」と断られたという相談を受けた。うつ病圏が増加している中で、自傷・自殺希図を訴えるケースの入院を断っていたら治療機関の役割を果たすことができるのかという問題はあるが、「できないこと」を事前に伝え、外来診療にのみ限定するというのも1つのリスクマネジメントである。

3 安全問題の実際、医療事故の現状②
―転倒・転落・誤嚥・窒息など不慮の事故

　最近、認知症高齢者の精神科への入院が増加している。介護老人保健施設（老健）、特別養護老人ホーム（特養）などの施設では当たり前のように家族に対して入所前の事前説明を実施しているが、精神科病院では不慮の事故に相当するような事案について事前に説明し、事後に速やかに報告するという習慣ができていないことが多い。当院における1年間の事故報告の集計でも、「転倒・転落」事故が最も多い。これは、医療機関や診療科目に限定しなくても共通している特徴である。精神科特有のリスクである自傷・他害については説明・報告しても、「転倒・転落」などの事故は意外に見落とされがちである。

　以前、転院先で手術が必要なので、家族から同意を得るために連絡を取った際に、家族からクレームが寄せられるというケースもあった。長年、面会に来ず年に一度程度しか連絡がないといった事例は、精神科の慢性期医療の現場においては決して珍しくない。そのため、家族に説明せずに他科を受診させ、その結果、手術の同意が必要ならば、院長の名前を借りて病院が保証人になるなど、パターナリズムの基盤が強固にできているのである。

　しかし、最近見られる認知症の治療の場面では、当然のように家族が協力してくれるようになった。治療経過、在宅復帰や施設入所など、その都度判断を求められることがあり、家族が主体的に動く必要があるので、スタッフの側にも確実に意識変革が進んできた。

　毎週、定期的に面会に訪れ、本人の様子を見ている家族に対して、納得できるように説明する、家族に同意を求めていく、といったことが当たり前になりつつあり、施設内での事故のリスクについても、入院前に説明するようになってきたのである。

　「転倒・転落」などの他科受診による治療が発生した場合、まず事務職員に家族からの問い合わせが入る。治療費の別途請求に不信を持ったり、純粋に経済的理由で支払いの難しさを表明する家族もいる。状況の子細な説明は現場の病棟でしかできないが、対応窓口として最低限の情報共有は必要であり、窓口からも説明できるようにしておきたい。

　当院で以前発生した疥癬の流行で、院内感染であるから病院側がその治療費を支払うべきだと主張した家族もいた。病棟の看護管理者から懇切に説明して何とか了解が得られたが、請求書を送られた側からすれば「何の説明もない」と立腹するのも当然と考えておくべきである。これも二次的なリスクマネジメントである。

4 安全問題の実際、医療事故の現状③
―他害行為

1 事前に他害行為のリスクについて評価

　精神科特有のリスクには、前述した自傷行為に加えて、他害行為がある。患者間及び職員の対象となる場合もあり、それゆえ、この他害行為のリスク対応には慎重かつ計画的、系統的な管理が必要となる。

　精神科の病状の中核にあるのは、他者からの被害感と強い自責の念である。当初から強い攻撃性を示すのはごく例外的なので、極端な事案を前提に議論を組み立てるのは賢明ではない。それゆえ、暴力のリスクについては、本人の来歴において、暴力行動によってトラブルを起こしたことが比較的反復して複数回発生している、飲酒・薬物などの依存傾向が強い、暴力的な衝動性を高める病理的基盤がある、といった点に着目して、本人のリスク評価を入院前に実施する必要がある。

　現在、当院においても入院後も適宜、定期的に再評価してリスクの発動に備えている。例えば、「転倒・転落」のスコアシートに加えて、「暴力・他害」のリスクチェックシートを作成し、事前に入院前及び入院後にも評価している。

　暴力によって他者を害すれば、当然それは院内であっても犯罪になるので、病院管理者には厳正かつ慎重な対処が求められる。精神科ではちょっとしたケンカが日常的な光景になっており、スタッフ側が「またか」という感覚を抱きやすい。しかし、深刻な事故に発展すると、事前に予測することができなかったのかと問われる。その意味で、ささいな「暴力・他害」に対しても、慣れの感覚を持たず、患者が暴力性の気分にあると評価しておくことがリスクマネジメントの第一歩である。

　最近は院内で、病的体験に基づく「暴力・他害」という問題だけでなく、スタッフへの威嚇、暴言、暴力という明確な傷害事件に相当する事案も発生している。これは精神科病院に限った話ではないが、被害者をフォローしつつ、同様の行為を反復する可能性が高い場合には警察への通報を含めて厳正に対処すべきであろう。経過はどうであれ、暴力的な行動は絶対にさせない、という治療者側の姿勢を明示することが肝要である。

2　患者と治療契約を交わして不法行為について伝える

　自傷行為の項で「治療契約」について触れたが、「暴力・他害」についても、病院の中で治療を継続することが困難である場合を事前に説明しておく必要がある。リスク評価を入院前に実施するということは、事前に院内での不法行為がある場合には治療を続行できない旨を明確に伝えておくことを意味する。

　管理者として当然、周囲の患者及び職員への安全配慮と保護の義務があるので、当該事案がたとえ入院中の患者であっても、加害者として保護し、警察と連携して対処することが求められる。もちろん、被害家族への説明と意向を十分に汲んで対応しなければならない。当院での事案では、被害者家族が加害者に対して「被害届け」を警察に提出したことで、警察が院内の暴行事故を事件として立件したことがある。そうした場合には、管理上の立場にある者として、入院中の患者の一方を加害者とし、他方を被害者として特定していくことになる。その際には先述した通り、事前にそうした事件が起きる可能性があったのか否か、防ぐ手立てがなかったのか、管理者側は厳しく問われる。そのためにも、日頃の患者の言動や他患者との関係、そして平素のトラブルにも観察を怠ってはならない。

　また、事故の規模、重大性によっては、「対策会議」などの幹部会議を早急に開催する必要がある。訴訟事案に発展する可能性も考えられるからである。

　筆者の勤務する陽和病院では、入院中の患者による職員刺殺事件が起きたが、この事案についての予見可能性を厳しく問われた。本件では加害者側の責任能力が認められたので刑事責任が追及され、病院施設側の管理責任は問われていないが、道義的にも法律的にも争点にはなり得る課題であり、いまだに決着しているとはいえない。

5 安全問題の実際、医療事故の現状④
―誤薬

　精神科病院では、通常の一般他科に比べて、持続点滴や輸血などの治療はほとんど行われず、事故が起きるとすれば、内服薬による与薬のミスであり、事故として深刻になる案件は少ない。しかしその一方で、患者確認の間違いなど、単純なヒューマンエラーによる誤薬は精神科特有の課題である。

　在院期間の短い一般他科では毎日患者が変わるので、その都度顔と名前の一致を本人と確認する。精神科では、本人確認の際に「Aさんですか」と誤って他人の名前を呼んでしまうことがあるが、その時にAさんではなくBさんが「はい」と答えてしまうことがあり、与薬ミスが起きる。これは、与薬に際して、「投薬口」という場所に患者が並んで待っている、という精神科特有の方法の問題がある。最近では、看護者2名によるダブルチェックと、ベッドサイド与薬のスタイルが精神科でも進んでおり、単純な患者間違いは減少しているが、完全にはなくならない。ベッドネームも当てにならない場合がある。こっそりとCさんがAさんのベッドに潜り込んでいることもあるからである。特に、長期入院の比較的高齢な患者を確認するのにはリスクがある。本人に問うても生返事が返ってくるだけの場合が多い。

　誤薬に軽い・重いはないが、上述した患者特有と思える要因の他に、内服薬の飲み忘れや飲み過ぎなどの日常的な服薬のトラブルも起こり得る。

　精神科では比較的多くの内服薬を処方されている患者が多いので、普段から服用している薬、服薬状況、内科薬などの他剤の服用について注意することで、自傷行為の1つである過量服薬（オーバードーズ）に際しても迅速に処置することができる。

　内服薬の自己管理は退院に向けての重要なレッスンである。その際に、家族にも飲み忘れ、飲み過ぎなどのトラブルが起こり得ることを説明し、服薬カレンダーをチェックしたりして、事前にトレーニングする必要がある。

　説明の際に忘れてはならないのが、過量服薬と呼ばれる行為である。飲み間違いではなく、患者側が自殺を図るため処方された薬を一度に服用してしまうことである。何をどれくらい服用したかをできる限り正確に把握して、一般救急への搬送を行う方法を伝えておかなければならない。致死量に及ぶ服用の際には、もはや精神科の範疇を超えた対応となり、急いで救急対応を行う必要がある。

6 安全問題の実際、医療事故の現状⑤
―無断離院

　精神保健福祉法（精神保健及び精神障害者福祉に関する法律）では、できる限り「開放的な処遇」を規定しているので、任意入院者の無断外出自体はよく起こり得る。通常は本人、家族と連絡を取り、状況を確認して帰院を説得するのが一般的であるが、ケースによってはそのまま退院扱いになることもある。
　問題は「医療保護入院」のケースである。これは、本人の医療と保護が必要なために家族の了解を得て入院している患者が無断離院した場合のことである。大半は任意入院者への対応と同様であるが、外出・外泊について家族の同意を得ていないケースが多く、家族から強くクレームをつけられることがある。また、病状的にも任意入院者よりも重いのが一般的であり、本人の安否の確認が急がれる。
　そうした場合の対応策について、事務職員も熟知しておく必要があるが、手順としては以下のようになる。

①院内及び心当たりのあるところを捜す。
②家族に事情を説明し、許可を得て捜索願いを所管の警察署へ提出する。
③連絡待ち。

　ここまでの対応には迅速を要する。院内で待つというのは間違いであり、まず身近なところを捜して心当たりに連絡したうえで、所在不明であればただちに捜索願いを提出しなければならない。これが「任意入院」と「医療保護入院」の対応の基本的な違いである。もし離院中に事故・事件などが発生した場合、完全に病院側の責任となるからである。現在では、離院中に「自傷・他害」のリスクがある場合には、都道府県に報告する義務を負っている。
　病棟側は離院を確認した時点で、家族、警察への連絡及び通報の後、管理者への報告を実施する。また、夜間帯に本人を保護するといった場合も考えられるので、事務当直責任者などへの連絡を速やかに行い、病棟側の責任者と即座に情報共有できる体制を作っておく必要がある。問い合わせは病院の代表窓口・当直者に寄せられるからである。病棟側の対応が適切、迅速であるかを病院管理者は判断し、当該ケースの「自傷・他害」のリスクが予測される場合には、ただちに情報の共有に努め、家族側との連絡を実施する必要がある。

7 課題と展望

1 精神科病院と地域

　入院時に家族に説明するのは当然としても、遠方、疎遠と思われる家族に限って、医療事故の際に損害賠償を請求してくるケースがある。そのため、本人と家族がトラブルになっているケース、疎遠であるケースこそ、入院費の請求と同時に病院の行事案内などの情報発信を意図的に行わなければならない。

　本章1節の「3 精神科治療におけるリスクのトレードオフ構造」の項でも説明したが、精神科治療は本人と同時に家族及び地域社会の接点の中で治療が展開されると考えてよい。ただし、本人が望むことが家族、地域にとって同じく望ましいかは別問題である。すなわち、深刻な生活上の障害がある場合には、病院と地域は最も利害が先鋭的にぶつかる可能性が高い。病院は地域の中にあり、その意味で地域に認められない限り、その医療の存続は困難になる。しかし、医療従事者は不当に患者の処遇や権利が制限されることに対して、その擁護に努めるのが職責である。いつも地域の側に頭を下げるのではなく、時には患者の権利を主張し、家族、地域に理解を求めなければならない。家族の思いにも引き裂かれながら、その両方のスタンスに立つことは、たとえ困難であっても精神科医療に従事する者の存在理由（レーゾンデートル）となる。

　リスクマネジメントとは単に問題が起きないようにするだけではない。こうした利害の衝突があった場合に、調整して双方の間で折り合いを付けることが本当の意味でのリスクマネジメントである。地域社会の中で本人が多少の障害を抱えつつも、それを周囲が受け入れて、本人も社会的生活が送れるように努めるという双方向でのリハビリテーションが、リスクを最小限にしていく試みである。

　近隣に小学校がある当院の立地条件は、入院患者が児童らに多害行為を働かせるおそれもあるが、当院では積極的にPTA役員と交流を持ち、校長との懇談の場を作り、地域の町内会に出ることを心がけている。平素からの交流こそ、事故が起きたときの支えになる。保護者らの目は時には厳しく病院に注がれていると考えられるので、「患者さんらしき方が、○○でこんなことをしていた」という一報が入れば、事務担当者、外来管理者がすぐに駆け付ける姿勢をみせるようにしている。これこそが、地域に対する平素からのリスクマネジメントである。こうした関係を絶やさないことが、迷惑施設として煙たがれる精神

科病院が地域の中で存続していく方法であろう。

2　リスクマネジメントの将来

　最後に、課題をいくつか整理して、将来のリスク管理の方向性をまとめる。

・消極的リスクマネジメントから積極的リスクマネジメントへの転換を図る。
・リスク低減機能を持たせた広い病院戦略を作る。

　そのための具体的な方略として、次のようなことが考えられる。

①地域の救急ニーズと高齢化＝認知症ニーズへの対応
　精神科治療の展開に、地域社会の側も少しずつ期待と関心を寄せ始めている。最近は、認知症圏の老人施設では対応困難な入院相談のケースが少しずつ増え、家族への期待に応える好機に変更することができる。こうした平素からの診療の取り組みによって、地域との信頼関係を確実なものにしていかなければならない。迷惑施設ではなく、地域社会の中で求められる役割を担うということである。

②院内治療という内向きのベクトルではなく、地域・家族と病院の接点を
　地域連携室は従来、病院・診療所などの医療機関相互の連携（病診連携）で語られることが多かったが、住民・家族に対する在宅ニーズを支援し、時に緊急時に介入できるシステムを作っていくことが求められる。

③安全管理室とは別に当事者支援の機能が必要
　起きてしまった事故への対処ではなく、予防に努めると同時に、事故をきっかけに悲観的、被害的になったりする当事者への心理的サポートも必要になる。

④治療行為に伴う行動制限などのリスク予防について、その妥当性を評価できる仕組み作りを
　行動制限などの行為は、医療者側の職権として認められているが、一時的にせよ、その行動の自由を制限することの妥当性については、専門家の目だけに頼るのは危険であり、当事者側からの声を反映できる仕組み作りも必要になっていく。
　当院では、当事者団体からの地域生活支援へのピュアカウンセリングを始めているが、こうした取り組みを拡大していくことが、リスクに対する当事者意識の醸成にもつながる。医療への参画が一番難しかった精神科においても、徐々にではあるが当事者の主権意識が覚醒され、医療従事者との協働も進んでいることは前進であると考える。

参考文献

1章

日本リスク研究学会編『リスク学事典』TBSブリタニカ、2000

(財)医療機能評価機構「医療事故情報収集等事業報告書」(平成20年度版)

医療事故調査委員会シンポジウム配布資料他

最高裁判所「医事関係訴訟事件の処理状況及び平均審理期間」他資料(平成22年度)
http://www.courts.go.jp/saikosai/about/iinkai/izikankei/toukei

武井勲『リスク・マネジメントと危機管理』中央経済社、1998

安川文朗『医療安全の経済分析』勁草書房、2004

2章

日本リスク研究学会編『リスク学事典』TBSブリタニカ、2000

横浜市立大学医学部附属病院の医療事故に関する事故調査委員会報告書(平成11年3月)

安川文朗『医療安全の経済分析』勁草書房、2004

4章

1) ISO 3100：2009 Risk management-Principles and guidelines (リスクマネジメント−原則及び指針)、2009-11-13.〔英和対訳版：日本規格協会、2009〕

2) ISO Guide 73：2009 Risk management-Vocabulary (リスクマネジメント−用語)、2009-11-13.〔英和対訳版：日本規格協会、2009〕

3) リスクマネジメント規格活用検討会編著(2010)「ISO3100：2009 リスクマネジメント 解説と適用ガイド」日本規格協会

4) 野口和彦「リスクマネジメント：目標達成を支援するマネジメント技術」日本規格協会、2009

5) JIS Q 2001：2001 リスクマネジメントシステム構築のための指針、日本規格協会、2003、p.101-104

6) 黒川清・尾形裕也監修、KPMGヘルスケアジャパン編、経済産業省サービス産業人材育成事業、医療経営人材育成テキスト「医療経営の基本と実務 上巻 戦略編」日経メディカル開発、2006、p.18-21

7) 社団法人全日本病院協議会・病院のあり方委員会編「病院のあり方に関する報告書 2007年版」全日本病院協議会、2007、p.3-4
http://www.ajha.or.jp/topics/2007_arikata.pdf （2010年6月28日アクセス）

8）厚生労働省医療安全対策検討会議「医療安全推進総合対策」報告書（2002年4月17日）
http://www.mhlw.go.jp/topics/2001/0110/dl/tp1030-1c.pdf（2010年6月28日アクセス）

9）黒川清・尾形裕也監修、KPMGヘルスケアジャパン編、経済産業省サービス産業人材育成事業、医療経営人材育成テキスト「医療経営の基本と実務　下巻　管理編」日経メディカル開発、2006、p.264-267

10）飯田修平編「医療安全管理者必携　新版　医療安全管理テキスト」日本規格協会、2010、p.40-54

5章

厚生労働省『医療施設調査・病院報告』（平成20年度版）他

編著者

安川　文朗（やすかわ・ふみあき）
（第1章、第2章）
熊本大学 法学部公共社会政策論講座 教授
1993年、京都大学大学院経済学研究科修了。2004年、京都大学経済学博士。民間病院、民間研究機関勤務を経て、1998年より広島国際大学医療福祉学部医療経営学科助教授。2004年より同志社大学研究開発推進機構専任フェロー。2008年より現職。
主著として『医療経済学』（漆博雄編、東京大学出版会、1996年）、『看護コストを考える』（共著、看護の科学社、2000年）、『医療安全の経済分析』（勁草書房、2004年）など。

著者

三島　晃（みしま・あきら）
（第3章）
名古屋市立大学大学院 医学研究科心臓血管外科 教授
1987年、名古屋市立大学大学院医学研究科博士課程修了、医学博士。2001年、同大学院医学研究科心臓血管外科教授。2007年、名古屋市立大学病院医療安全・教育担当の副病院長を経て、2010年、同病院経営管理・診療担当の副病院長及び診療情報管理部部長。

野村　眞弓（のむら・まゆみ）
（第4章）
ヘルスケアリサーチ株式会社 代表取締役
2001年、日本大学大学院グローバルビジネス研究科修了、経営学修士。2005年、千葉大学大学院社会文化科学研究科修了、博士（学術）。日本大学歯学部事務局、千葉大学非常勤研究員、NPO法人、会社役員を経て現職。この間、日本歯科医師会日本総合歯科研究機構非常勤研究員日本大学歯学部非常勤講師、神奈川歯科大学非常勤講師など。
主著に『日本の歯科医療政策　医療経済と国際比較の視点から』（広井良典・尾崎哲則と共著、勁草書房、2007年）、『リスク社会で勝ち抜くためのリスクマネジメント――JRMS2010』（財団法人日本情報処理開発協会、2010年）など。

田中哲也（たなか・てつや）
（第5章）
医療法人社団一陽会 陽和病院 看護部 部長
1991年、都立北多摩看護学校卒業。2004年、日本大学大学院総合社会情報科人間科学専攻卒業。同年より、陽和病院看護部部長就任、今日に至る。
1999年、『精神科看護の臨床』（共著、柴田恭亮編、医学書院、1999年）、「病棟の中での約束を振り返る」（『精神医療』1999年9月号、批評社）、2002年、「精神病院の文化と看護者の関わり」（精神保健看護学会第12回学術総会）。

『医療経営士テキストシリーズ』　総監修

川渕　孝一（かわぶち・こういち）
1959年生まれ。1983年、一橋大学商学部卒業後、民間病院を経て、1986年、シカゴ大学経営大学院でMBA取得。国立医療・病院管理研究所、国立社会保障・人口問題研究所勤務、日本福祉大学経済学部教授、日医総研主席研究員、経済産業研究所ファカルティ・フェローなどを経て、現在、東京医科歯科大学大学院教授。主な研究テーマは医療経営、医療経済、医療政策など。『第五次医療法改正のポイントと対応戦略60』『病院の品格』（いずれも日本医療企画）、『医療再生は可能か』（筑摩書房）、『医療改革～痛みを感じない制度設計を～』（東洋経済新報社）など著書多数。

REPORT

REPORT

医療経営士●上級テキスト8
医療事故とクライシスマネジメント──基本概念の理解から危機的状況の打開まで

2010年11月5日　初版第1刷発行

編　　著	安川　文朗	
発 行 人	林　　諄	
発 行 所	株式会社 日本医療企画	

〒101-0033　東京都千代田区神田岩本町4-14　神田平成ビル
TEL 03-3256-2861(代)　　http://www.jmp.co.jp
「医療経営士」専用ページ　http://www.jmp.co.jp/mm/

印 刷 所　図書印刷 株式会社

Ⓒ FUMIAKI YASUKAWA 2010,Printed in Japan
ISBN978-4-89041-935-7 C3034　　　定価は表紙に表示しています
本書の全部または一部の複写・複製・転訳載等の一切を禁じます。これらの許諾については小社までご照会ください。

『医療経営士テキストシリーズ』全40巻

■ 初　級・全8巻
- （1）医療経営史──医療の起源から巨大病院の出現まで
- （2）日本の医療行政と地域医療──政策、制度の歴史と基礎知識
- （3）日本の医療関連法規──その歴史と基礎知識
- （4）病院の仕組み／各種団体、学会の成り立ち──内部構造と外部環境の基礎知識
- （5）診療科目の歴史と医療技術の進歩──医療の細分化による専門医の誕生
- （6）日本の医療関連サービス──病院を取り巻く医療産業の状況
- （7）患者と医療サービス──患者視点の医療とは
- （8）生命倫理／医療倫理──医療人としての基礎知識

■ 中　級［一般講座］・全10巻
- （1）医療経営概論──病院の経営に必要な基本要素とは
- （2）経営理念・ビジョン／経営戦略──経営戦略実行のための基本知識
- （3）医療マーケティングと地域医療──患者を顧客としてとらえられるか
- （4）医療ITシステム──診療・経営のための情報活用戦略と実践事例
- （5）組織管理／組織改革──改革こそが経営だ！
- （6）人的資源管理──ヒトは経営の根幹
- （7）事務管理／物品管理──コスト意識を持っているか？
- （8）財務会計／資金調達（1）財務会計
- （9）財務会計／資金調達（2）資金調達
- （10）医療法務／医療の安全管理──訴訟になる前に知っておくべきこと

■ 中　級［専門講座］・全9巻
- （1）診療報酬制度と請求事務──医療収益の実際
- （2）広報・広告／ブランディング──集患力をアップさせるために
- （3）部門別管理──目標管理制度の導入と実践
- （4）医療・介護の連携──これからの病院経営のスタイルは複合型
- （5）経営手法の進化と多様化──課題・問題解決力を身につけよう
- （6）創造するリーダーシップとチーム医療──医療イノベーションの創発
- （7）業務改革──病院活性化のための効果的手法
- （8）チーム力と現場力──"病院風土"をいかに変えるか
- （9）医療サービスの多様化と実践──患者は何を求めているのか

■ 上　級・全13巻
- （1）病院経営戦略論──経営手法の多様化と戦略実行にあたって
- （2）バランスト・スコアカード
- （3）クリニカルパス／地域医療連携
- （4）医工連携──最新動向と将来展望
- （5）医療ガバナンス──医療機関のガバナンス構築を目指して
- （6）医療品質経営──患者中心医療の意義と方法論
- （7）医療情報セキュリティマネジメントシステム（ISMS）
- （8）医療事故とクライシスマネジメント──基本概念の理解から危機的状況の打開まで
- （9）DPCによる戦略的病院経営──急性期病院に求められるDPC活用術
- （10）経営形態──その種類と選択術
- （11）医療コミュニケーション──医療従事者と患者の信頼関係構築
- （12）保険外診療／附帯業務──自由診療と医療関連ビジネス
- （13）介護経営──介護事業成功への道しるべ

※タイトル等は一部予告なく変更する可能性がございます。